常见病症简易疗法

儿童篇

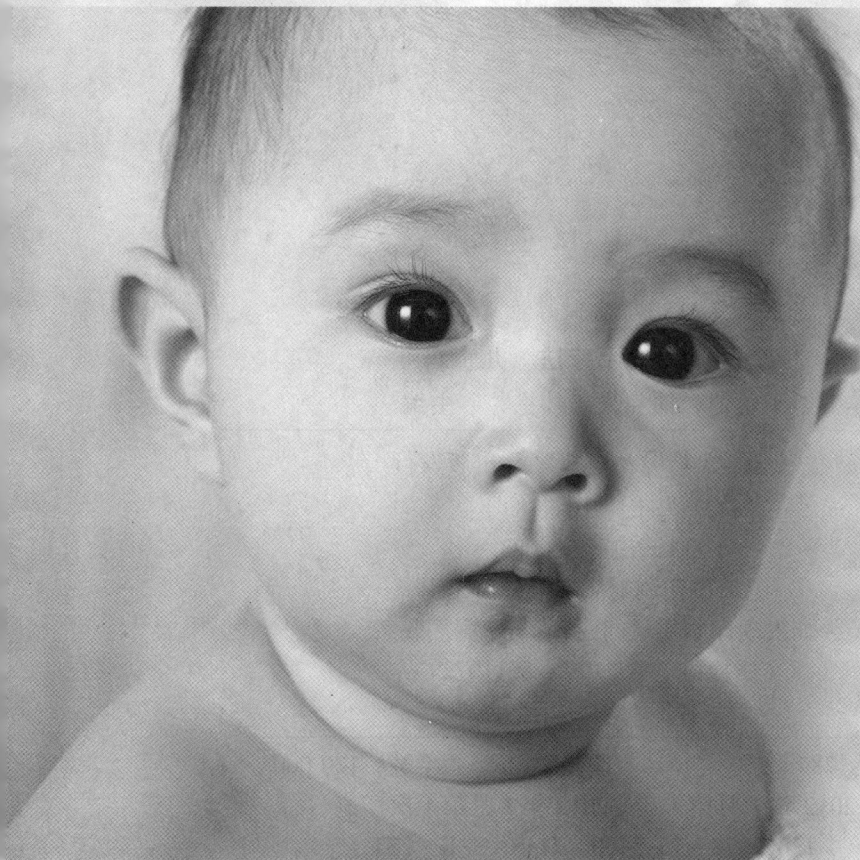

主编 于竹力 回克义 杜艳芳

世界图书出版公司
上海·西安·北京·广州

图书在版编目(CIP)数据

常见病症简易疗法. 儿童篇／王启才，回克义主编；于竹力，回克义，杜艳芳分册主编. —上海：上海世界图书出版公司，2012.1

ISBN 978 - 7 - 5100 - 4143 - 3

Ⅰ. ①常…　Ⅱ. ①王…　②回…　③于…　④杜…　Ⅲ. ①小儿疾病：常见病 - 治疗　Ⅳ. ①R45

中国版本图书馆 CIP 数据核字(2011)第 276451 号

常见病症简易疗法·儿童篇

于竹力　　回克义　杜艳芳　主编

上海世界图书出版公司出版发行

上海市广中路88号

邮政编码200083

上海市印刷七厂有限公司印刷

如发现印刷质量问题，请与印刷厂联系

(质检科电话：021 - 59110729)

各地新华书店经销

开本：787×960　1/16　印张：10.25　字数：100 000

2012 年 1 月第 1 版　2012 年 1 月第 1 次印刷

ISBN 978 - 7 - 5100 - 4143 - 3/R・273

定价：18.00 元

http://www.wpcsh.com

http://www.wpcsh.com.cn

《常见病症简易疗法·儿童篇》编写人员

主　编　于竹力　回克义　杜艳芳

编　委　回　坤　刘　宏　杜国如

　　　　何联民　金　瑛　柯　芳

　　　　袁　华　章丽云　章金宝

《常见病症简易疗法丛书》总主编简介

王启才

　　男，1947年4月生，湖北省南漳县人。1969年毕业于湖北中医学院，即留校从事针灸的教学、医疗和科研工作。1987年调南京中医学院针灸系，现为南京中医药大学国际教育学院教授，兼任中国针灸学会临床分会秘书长，中国针灸学会科普工作委员会副主任委员，美国自然医学研究院荣誉院士，美国纽约中医药学院客座教授，加拿大中医研究院学术顾问，香港大学中医药学院特邀教授，香港中医药研究院顾问、客座教授，新世纪全国高等中医药院校规划教材《针灸治疗学》主编，成人高等教育规划教材《针灸学》主审。

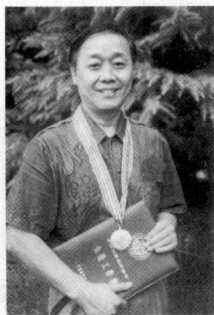

　　先后赴中国香港、中国台湾、法国、美国、加拿大、阿尔及利亚和贝宁共和国等国家和地区讲学、医疗。善于思考，勤于笔耕，在国内外医学刊物上发表学术论文近200篇，医学科普文章200余篇；主编和参编著作50余部（科普书籍10余本，其中《针灸健身常识速览》一书2009年荣获建国60周年优秀中医药科普图书三等奖）。2001年主编新世纪全国高等中医药院校规划教材《针灸治疗学》，2002年主审全国高等中医药院校成人教育教材《针灸学》。2010年被江苏电视台中医养生栏目聘为金牌主讲专家，主讲《中老年穴位保健》（系列）、《儿童穴位保健》（系列）、

《耳朵穴位保健》（系列），山东卫视《养生》栏目主讲《常见病穴位保健》（系列），受到江苏省及全国观众的欢迎和好评。

1989年获南京中医学院优秀教学质量奖，2003年获南京中医药大学优秀教师奖教金，2006年被中国科协评为全国先进科技工作者，2010年荣获中国首届中医药科普讲座"金话筒"奖。其事迹和医、教、研成就被诸多报刊杂志所刊载。

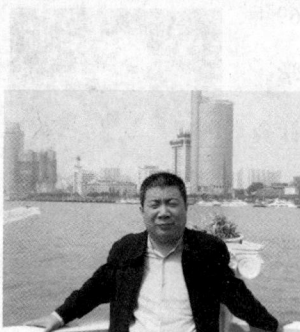

回克义

男，汉族，1959年生，河北省人。内蒙古中蒙医医院针灸科副主任，主任医师。中国针灸学会理事，中国针灸学会临床分会常务理事、副秘书长兼科普学术委员会主任委员，中国针灸学会脑病科学专业委员会常务委员，中国针灸学会科普工作委员会委员，中国针灸学会针灸康复学专业委员会委员，内蒙古针灸学会副主任委员，内蒙古中医药学会理事，新世纪全国高等中医药院校规划教材《针灸治疗学》编委。

从事针灸临床工作30余年，擅长治疗痛证、神经系统疾病及疑难杂症。近年来围绕火针的临床应用，开展了火针在治疗常见疾病及疑难病方面的研究，并于2009年撰写出版了《火针临床应用》一书。共获内蒙古自治区及呼和浩特市两级政府科技进步奖5项。主编和参编著作14部。先后在国家级及省级刊物上发表学术论文70余篇，其中有两篇论文获内蒙古自治区及呼和浩特市科技优秀论文奖。在省级报刊上发表中医科普文章50余篇，其中1篇获内蒙古科普创作三等奖。在国际性、全国性及地区性学术大会上宣读或交流学术论文30余篇。

本书主编简介

杜艳芳

女，1962年10月生，1981年7月毕业于湖北中医学院。现任湖北省仙桃市第一人民医院副主任医师、副院长，湖北省医师协会理事、湖北省女医师协会常务理事。从事中医临床工作近30年，对儿科常见疾病的诊断治疗有独到之处。从事行政管理后，仍然继续参与临床坐诊、查房、科研、教学等工作，对中医内、儿科诊疗有丰富的实践经验。多次参加全国性专业学术会议，发表专业学术论文近30篇。参与主编《基层医院内科常见疾病诊疗与护理》（中医古籍出版社）一书。

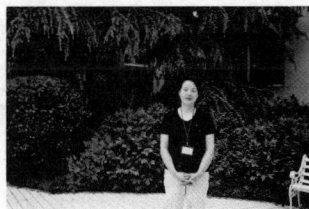

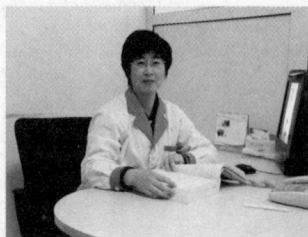

于竹力

女，1965年6月生，1988年毕业于黑龙江中医药大学针灸专业，获医学学士学位。现为青岛市崂山区妇幼保健院副主任医师，中国针灸学会临床分会消化系统疾病学术委员会副主任委员、青岛市中医药学会养生保健专业委员会委员。

从事针灸临床与研究22年，擅长中西医结合治疗儿科及妇产科疾病。在国家级专业期刊公开发表"针灸治疗小儿腹泻32例"、"针灸治疗原发性痛经30例"等学术论文20余篇，参编《特定穴的临床应用》、《孕产保健巧按摩》等5部著作。"药用口罩治疗过敏性鼻炎"课题获得莱西市科技成果三等奖，研制的"药用口罩"，获国家实用新型专利。多次被评为中国针灸学会临床分会优秀委员。

序

　　2010年8月，本人有幸被中国针灸学会临床分会邀请参加在美丽的哈尔滨举办的大型中医、针灸科普活动。学会秘书长、南京中医药大学王启才教授告诉我：他们学会应上海世界图书出版公司之约，组织了部分专家正在写一套《常见病症简易疗法丛书》，由他和学会副秘书长兼针灸科普学术委员会主任委员、内蒙古中蒙医医院回克义主任医师领衔担任总编，学会会长、南京中医大学王玲玲教授和副会长、广州中医药大学李万瑶教授担任主审。希望我能为这套丛书写一个序，并在哈尔滨科普活动结束之后给我发来了部分电子版书稿。收到书稿我真是高兴至极！连夜阅读，拍案叫好！《丛书》实实在在地展现了中医药、针灸在治疗常见病症中的基本知识、操作技能，给人启迪，供人借鉴。读完书稿我最想说的就是八个字：简易、实用、符合国情。

　　首先，我们看到的《丛书》是一套由中医针灸专业学术团体集体构思、众人编写的医学科普图书，是一本真正把疾病防治的知识、技能、方法手把手交给普通百姓的书。一个在国内颇有影响的针灸专业学术团体，两位临床及写作经验都十分丰富的秘书长亲任总主编，两位认真负责、治学严谨的会长亲自主审，也足以证明他们对此书编写工作的高度重视和本套丛书的技术含量。

　　第二，中医养生保健，是当今国人崇尚、追逐的话题。日益火爆的养生保健图书市场，也时不时冒出一些新的养生理念。然而，在这些鱼龙混杂、泥沙俱下的养生书中，许多都是将一些乱七八糟的东西东拼西凑合为一书，有的作者甚至连医生资格都不具备。"专家讲座多，不知听哪家"、"保健书籍多，不知读哪家"、"健康知识多，不知信哪家"、"养生产品多，不知买哪家"的问题，成为国人心中普遍的困惑。《丛书》的出版无疑对目前医学科普图书市场这种杂乱无章的局面起到了正本清源的作用，成为人民群众困惑心理的清醒剂。

第三，《丛书》共分中老年、女性、儿童、学生以及职场5个分册，这都是当今社会的重点人群。每一个病症下面都设有穴位指压、按摩、艾灸、拔罐、刮痧、皮肤针叩刺以及饮食疗法、常用中成药等板块。除了文字通俗易懂、方法简便易行的基本特点外，在指压、按摩等简易处理中，对第一次出现的穴位都以图文的形式标明其详细的部位；第一次涉及到的治疗方法也都以图、文的形式展现出来。让人们一看就懂，一学就会。打开本书，读者可以有针对性地选择自己最为关心的实际问题和所需要解决的问题进行阅读和实践。《丛书》以鲜明的科学性、知识性为纲，以简易的、实用的中医针灸方法为目，来解决这些不同性别、不同年龄、不同职业群体的疾苦，完整地体现了让医学归于大众、把知识教给百姓的服务宗旨。在"看病难、看病贵"的今天，老百姓能够掌握《丛书》中的保健治病小窍门，无疑能在一些慢性病症的治疗方面节约很多宝贵时间和不少经济开支，为呵护你的身体健康发挥作用。

第四，《丛书》是专家们临床经验的总结和集体智慧的结晶，作者们本着实事求是的指导思想，不把一家之言当作真理去传播，对一些简易疗法、食物和药物的作用也不夸大宣传。以中医固有的科学理念宣传中医，让中医在文化复兴的大潮中适时回归，让大家了解中医针灸的基本理念，感悟中医针灸的无穷奥妙，进而更好地认识中医文化，亲近中医文化，享用中医文化。

中医针灸科普是让老百姓走近中医、了解中医的有效途径和方法，任重而道远。眼下，我们还要为大力加强养生保健的科普宣传，让中医针灸防治疾病的科普知识深入农村、深入社区、深入亿万家庭。我深信：在所有中医药科技工作者以及广大热爱中医、相信中医的人民大众的共同努力下，这个目标在不久的将来一定能得以实现！

愿读者朋友们能从书中的字里行间获取知识！换得健康！！

黄虎年初春

（全国首届百名中医科普专家）

CONTENTS
目 录

1. 发热 / 001

2. 感冒 / 004

3. 咳嗽 / 008

4. 百日咳 / 012

5. 哮喘 / 015

6. 肺炎 / 019

7. 幼儿急疹 / 023

8. 麻疹 / 026

9. 水痘 / 029

10. 流行性腮腺炎 / 032

11. 新生儿黄疸 / 035

12. 厌食 / 038

13. 呕吐 / 042

14. 腹痛 / 045

15. 腹泻 / 048

16. 积滞 / 052

17. 疳证 / 056

18. 便秘 / 059

19. 脱肛 / 063

20. 肥胖症 / 067

21. 神经性尿频 / 071

22. 遗尿 / 075

23. 急性肾炎 / 078

24. 夜啼 / 082

25. 惊风 / 085

26. 癫痫 / 089

27. 面瘫 / 092

28. 小儿脑瘫 / 095

29. 荨麻疹 / 100

30. 桡骨小头半脱位 / 104

31. 踝关节扭伤 / 106

32. 疝气 / 109

33. 近视 / 112

34. 斜视 / 115

35. 中耳炎 / 118

36. 过敏性鼻炎 / 121

37. 流涎 / 125

36. 口疮 / 128

39. 鹅口疮 / 131

40. 急性扁桃体炎 / 134

41. 汗证 / 137

42. 解颅 / 141

43. 小儿多动症 / 145

发热

小儿发热是指体温高的病症，为许多疾病的伴随症状。外感发于正常标准热常伴鼻塞、喷嚏、咳嗽、头痛等症。

风寒证者怕冷、无汗、流清涕；风热证者发热重、怕风、有汗、流黄涕、咽痛。食积发热则见呕吐酸腐、不思饮食、腹痛、便秘等症。阴虚发热则见午后低热、手足心热、心烦、盗汗等症。

简易疗法

【穴位按摩】

1. 外感发热

① 开天门：施术者用双手拇指指腹自眉心（印堂穴）交替推至前发际正中约50次（图1）。

② 推坎宫：施术者用双手拇指指腹自眉心（印堂）向两旁分推至眉梢（丝竹空穴）约50次。

2. 食积发热

① 清胃经：施术者用拇指指腹自患儿掌根大鱼际边缘推至拇指指甲边缘约300次（图2）。

② 清大肠：施术者用拇指指腹自患儿虎口处沿示指桡侧缘推至指甲边缘约100次。

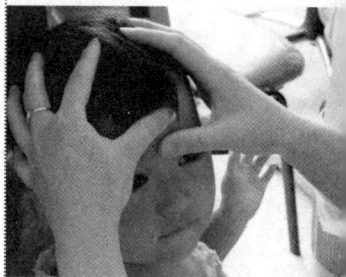

图1

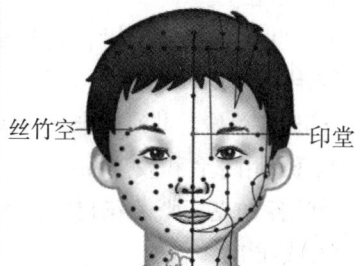
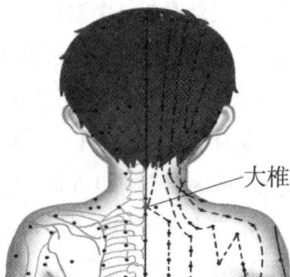

丝竹空　　印堂　　大椎

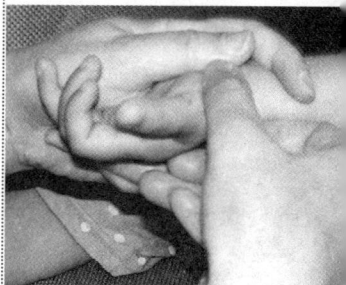

图2

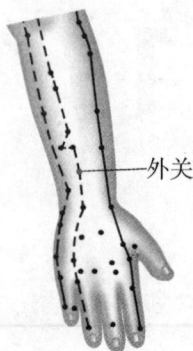

外关

③ 运内八卦：施术者用拇指指腹以小儿手掌中心为圆心，以圆心至中指根横纹约2/3处为半径，顺时针方向运揉划圈旋揉约100次（图3）。

3. 阴虚发热　推涌泉（足底，前1/3处的凹陷中）：用拇指向大趾方向推约100次。

【皮肤针叩刺】

用无菌皮肤针在大椎（第7颈椎下）、曲池（屈肘，肘横纹外端）、合谷（手虎口）、外关（腕背横纹中点上2寸）等穴叩刺，每穴1~2分钟，或敲到局部皮肤发红为止。

【拔罐】

风寒发热，在大椎穴用闪火吸附法拔罐（图4）5~10分钟，每日1次；风热外感，在大椎穴处用皮肤针叩刺，至局部皮肤潮红为度，拔罐5分钟。每日1次。

【敷贴疗法】

吴茱萸、山栀子各20克。共研细末，用食醋调成糊状，敷于足心涌泉穴（足底，前1/3处的凹陷中），纱布包扎固定。每4小时换药1次，连用2~3日。

【单方验方】

1. 石膏15克，金银花10克，防风、荆芥、杏仁、僵蚕、蝉蜕、生甘草各6克，麻黄3克。石膏先煎20分钟后，再放入余药同煎，煮沸15分钟，取汁分2~3次温服（适用于风寒证）。

2. 生石膏（先煎）15克，板蓝根、大青叶各10克，柴胡、僵蚕各6克。水煎，每日分3次服（适用于风热证）。

3. 谷芽、麦芽、山楂、白术、枳壳、槟榔各等份。共研细末，每次用红糖水或米汤冲服1.5克，每日2次（适用于食积发热证）。

4. 青蒿、银柴胡、丹皮、白薇、大青叶各10克，野菊花15克。水煎，每日分2~3次服（适用于阴虚发热证）。

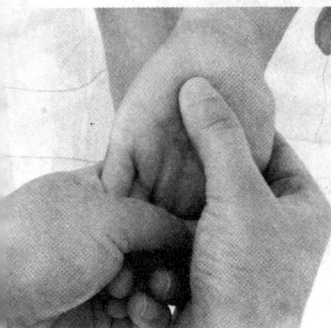

图3

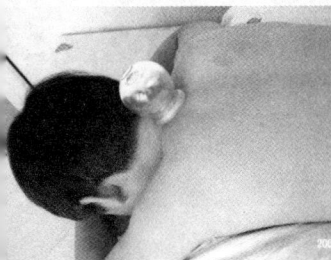

图4

【饮食疗法】

1. 细香葱2~3棵，老姜1片。浓煎取汁，调入红糖热服（适用于风寒证）。

2. 银花10克，白糖适量。水煎服（适用于风热证）。

3. 鸡内金6克，干橘皮3克，砂仁1.5克，粳米30克。前3味研细末，粳米熬成稀粥，将熟时调入药末、白糖服食（适用于食积发热证）。

4. 梨汁、荸荠汁、鲜苇根汁、麦冬汁、藕汁各适量，和匀凉服（适用于阴虚低热证）。

【常用中成药】

小儿感冒颗粒、风寒感冒颗粒、银翘颗粒、荆防颗粒、小柴胡颗粒、感冒退热颗粒、健儿清解液、小儿至宝丹、清身饮冲剂、养阴清肺膏等。均按说明书使用。

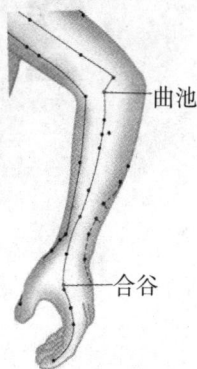

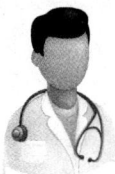

曲池

合谷

注意事项

1. 适当户外活动，增强抵抗力。

2. 疾病流行季节，不到公共场所活动，以免被感染。

3. 饮食清淡，多饮开水。

2 感冒

感冒俗称"伤风"，是小儿最常见的疾病，主要由外感风邪所致，西医称为"上呼吸道感染"。临床表现以鼻塞、流涕、喷嚏、咳嗽或发热、头痛等为特征，一年四季均可发病，特别是在气候变化，寒温不调时更易发生。

风寒感冒头痛、身痛，怕冷无汗，鼻流清涕，咳痰清稀；风热感冒发热较重，怕风微出汗，鼻流浓涕，咳痰黄稠，咽喉肿痛；流行性感冒起病急，突然高热，怕冷无汗，头痛、身痛，呕吐或腹泻，咳嗽而喘，咽喉红肿等症。

简易疗法

【穴位按摩】

①揉太阳（眉稍后凹陷）：用双手拇指或中指端运揉约50次。

②用拇指桡侧按揉印堂（两眉头连线的中点）、迎香（鼻翼外缘

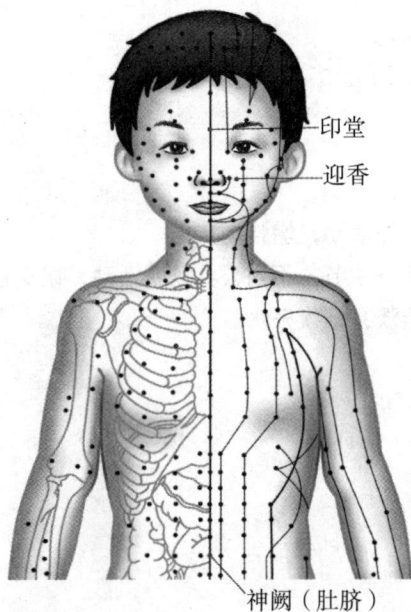

印堂
迎香
神阙（肚脐）

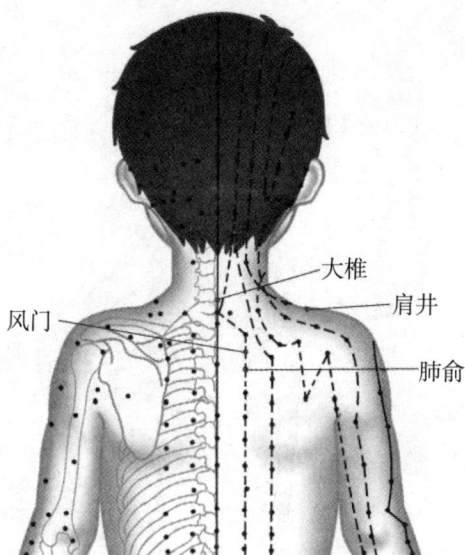

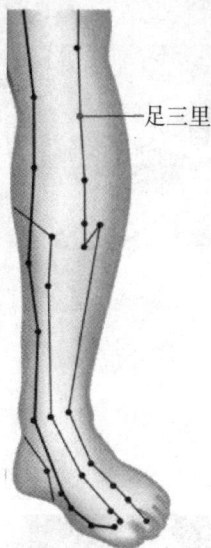

中点，旁开0.5寸）各约100次。

③ 揉大椎（第7颈椎下凹陷）：用指端按揉50次。

④ 拿肩井（大椎与肩峰连线之中点，图5）：用双手拇指和示、中指相对用力分别提拿10～20次。

⑤ 拿风池（后发际颈项上部两侧凹陷）：用拇指和示、中指指端相对用力按揉10～20次（图6）。

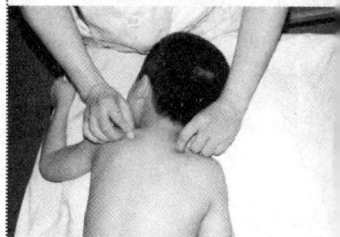

图5

【艾灸】

用艾条温和灸大椎（肩背部正中第7颈椎下，图7）、风池、风门、列缺、合谷穴，每穴灸5分钟，每日1次。

【拔罐】

风寒证宜在大椎、风门、肺俞（图8）等穴用闪火法拔罐5分钟；风热证可在大椎、肺俞、曲池施行拔罐，留罐5分钟左右，每日1次。

注：闪火法拔罐是指用粗铜丝或铁丝和棉球制成棉棒，将其棉球一端蘸95%酒精，以使酒精不至于滴落为度，然后将其点燃，放入罐内底

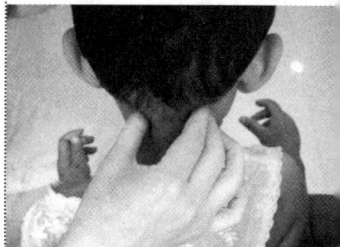

图6

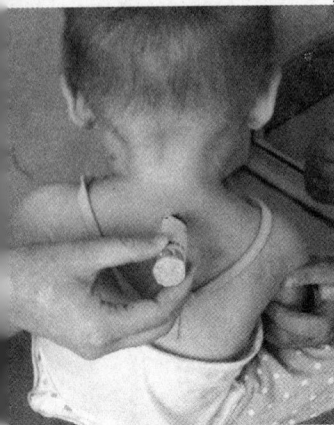

图7

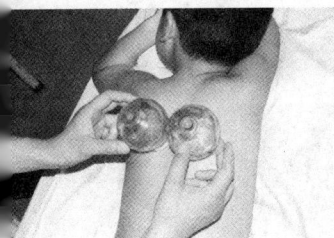

图8

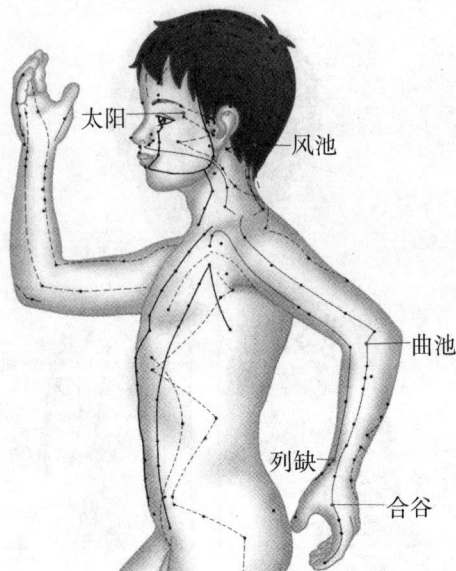

太阳　　风池

曲池

列缺　　合谷

部停留一下即抽出，迅速将罐罩在应拔的部位上即可。此法临床上最为常用。

【皮肤针叩刺】

用无菌皮肤针在大椎（第7颈椎下）、风门（背部第2胸椎下旁开1.5寸）、肺俞（背部第3胸椎下旁开1.5寸）、合谷（手虎口）、足三里（外膝眼下3寸）等穴叩刺，每穴1~2分钟，或敲到局部皮肤发红为止。

【敷贴疗法】

麻黄、杏仁、甘草各6克。研成细末，加葱白捣烂如泥，敷贴肚脐，外用胶布固定，6小时后取下，每日1次。适用外感风寒证。

【单方验方】

1. 紫苏叶8克，桔梗6克，甘草3克。水煎，每日分2次热服，每日1剂。

2. 大青叶、马鞭草各10克，羌活5克，甘草1克。水煎，每日分2次服，每日1剂。

【饮食疗法】

1. 桑叶、菊花各6克，豆豉3克。水煎取汁代茶饮（适用于风热型）。

2. 黄豆15克，鲜香菜30克（切碎）。将黄豆放入锅内加水煮沸20分钟，再撒入香菜，调入香油、精盐各少许服食（适用于风寒型）。

3. 绿豆30克，绿茶3克，白糖适量。先用绿豆煮水，趁沸冲沏茶叶饮用（适用于流行性感冒）。

【常用中成药】

小儿感冒颗粒、风寒感冒颗粒、抗感颗粒、银翘颗粒、荆防颗粒、板蓝根颗粒、小柴胡颗粒、感冒退热颗粒、银黄口服液、小儿至宝丹、双黄连口服液、玉屏风合剂等。均按说明书使用。

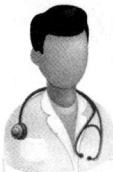

注意事项

1. 注意季节变化，适度增减衣物，加强户外活动，增强体质。
2. 感冒流行期，避免外出，以防传染。
3. 感冒时，尽量少吃生冷、辛辣食物。

3 咳嗽

　　咳嗽是肺系疾患的常见病症，临床以发出咳声或咳吐痰涎为特征。小儿咳嗽主要是外感风邪所致，本病一年四季皆可发生，但尤以冬春季节或气候骤变时较多见。本病预后多数较好，但若小儿体质较差，或失治误治，亦可导致肺炎喘嗽等肺系疾病。

　　风寒咳嗽者见咳声重浊，咳嗽痰白而清稀，伴恶寒发热、鼻塞流清涕、头痛身痛等症；风热咳嗽者见咳声高亢，咳嗽痰黄而黏稠，伴咽喉肿痛、发热出汗、鼻塞流浓涕、面红气粗等症；燥热咳嗽者见咳声嘶哑，干咳无痰，或痰少而黏不易咯出、鼻唇干燥等症。

简易疗法

【穴位按摩】

1. 患儿仰卧，家长用拇指揉天突、中府、膻中、合谷（图9）、丰隆穴各100次。
2. 俯卧，再揉按风池、风门、肺俞穴各100次。

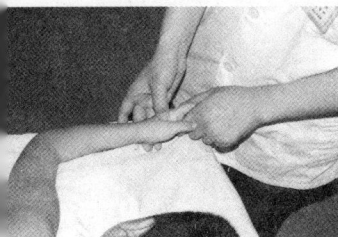

图9

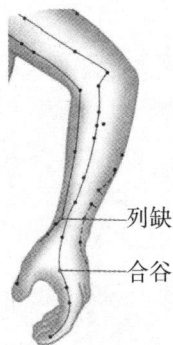

列缺
合谷

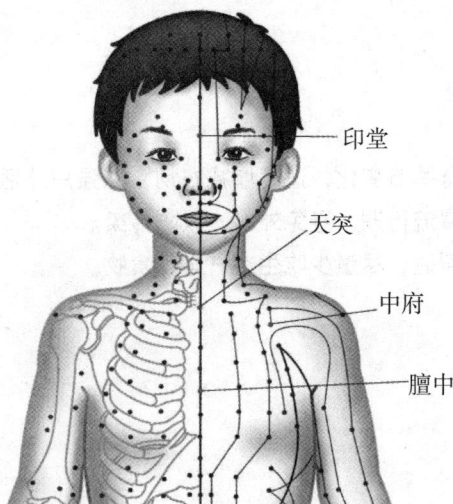

印堂
天突
中府
膻中

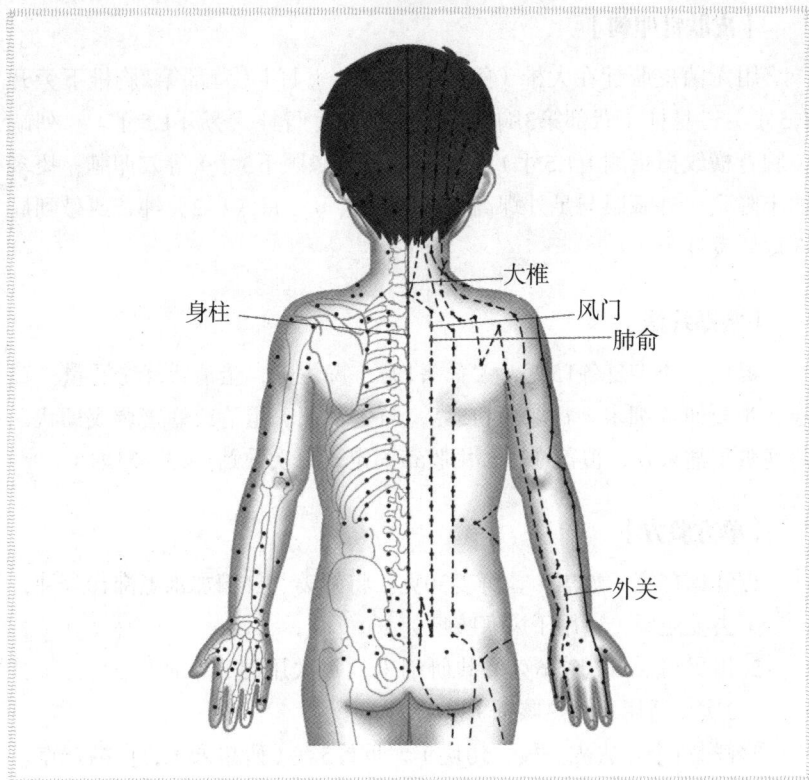

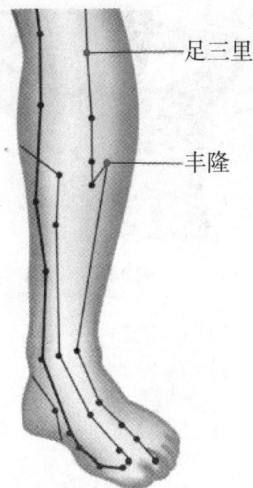

3.外感咳嗽加

①开天门：施术者用双手拇指指腹自眉心（印堂穴）交替推至前
　　发际正中约50次（见图1）；

②推坎宫：用双手拇指桡侧面自眉心向两旁分推至眉梢约50次。

4.内伤咳嗽加补脾经：施术者用拇指指腹自患儿拇指尖桡侧直推至
　　指根近大鱼际边缘约5分钟（图10）。

【艾灸】
用艾条温和灸肺俞、外关穴，每穴灸5分钟，每日1次。

【拔罐】
在风门、肺俞穴（图11）用闪火法拔罐，留罐5分钟，每日1次。

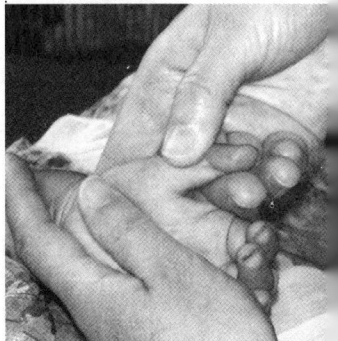

图10

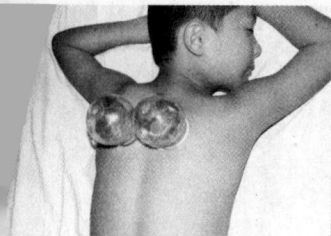

图11

【皮肤针叩刺】

用无菌皮肤针在大椎（第7颈椎下）、风门（背部第2胸椎下旁开1.5寸）、身柱（背部第3胸椎下）、肺俞（身柱穴旁开1.5寸）、列缺（腕背横纹拇指侧上1.5寸）、足三里（外膝眼下3寸）等穴叩刺；痰多加丰隆穴（外膝眼与足外踝高点两线中点），每穴1~2分钟，或敲到局部皮肤发红为止。

【敷贴疗法】

黄连、法半夏各15克，大蒜头1瓣（捣烂），蛋清或蜂蜜适量。黄连、半夏研成细末，每取药粉5克，与大蒜泥、蛋清或蜂蜜调成糊状，每晚敷于涌泉穴，覆盖纱布，用胶布固定，每次敷贴1~3小时取下。

【单方验方】

1. 红糖15克（炒焦），鲜姜30克。将鲜姜、红糖加水煮沸10分钟，去姜温服（适用于风寒咳嗽）。

2. 川贝母、知母各6克。共研细末，每次用温开水冲服3克，每日2次（适用于肺热咳嗽）。

3. 鲜梨1个（去皮、核，切块），贝母5克（研粗末），白糖15克。将梨、贝母、白糖放碗内蒸熟服食（适用于燥热咳嗽）。

【饮食疗法】

1. 赤小豆60克，百合10克，杏仁6克，白糖适量。赤小豆加水煮至五成熟，再下百合、杏仁同煮，熟后加入白糖，每日清晨空腹食用（适用于燥热咳嗽）。

2. 豆浆250毫升，冰糖30克。每日清晨煮沸饮用（适用于风热咳嗽）。

3. 刀豆子不拘（洗净、焙干、研成细末），每次用红糖水送服5克，每日2次（适用于风寒咳嗽）。

【常用中成药】

儿童咳液、二冬膏、秋梨膏、急支糖浆、川贝止咳露、强力枇杷露、镇咳宁胶囊、橘红痰咳液、感冒止咳颗粒、枇杷止咳颗粒、川贝枇杷糖浆、蜜炼川贝枇杷膏、桂龙咳喘宁胶囊等。均按说明书服用。

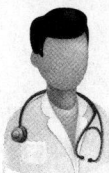

注意事项

1. 加强体质锻炼，增强抗病能力。
2. 咳嗽期间少进辛辣、生冷、油腻食物。

4 百日咳

百日咳是由百日咳杆菌引起的急性呼吸道传染病，一年四季均可发病，但多见于冬春季节，以5岁以下小儿多见，年龄愈小病情愈重。病程可持续 2~3个月以上，起病后6周内均有传染性，但前2~3周传染性最强。病后可获得持久的免疫力。

本病共分3期：初咳期、痉咳期、恢复期。初咳期，可见咳嗽、咳痰、喷嚏，或发热等感冒症状，其中风寒证见痰稀白，量不多；风热证见痰稠不易咯出。痉咳期，以阵发性痉咳为主，咳声连连，日轻夜重，剧烈时伴有深吸气样的鸡鸣声，常待吐出痰涎及食物后，痉咳稍解。恢复期，咳嗽减轻，阴虚者见干咳、容易出汗；气虚者见咳声无力、精神疲惫、食欲不振。

简易疗法

【穴位按摩】

1. 清肺经：施术者用拇指指腹自患儿无名指掌面指掌关节处推至指端约300次（图12）。

2. 揉掌小横纹：施术者用拇指按揉掌面小指根尺侧小纹头约100次。

3. 运内八卦：施术者用拇指指腹以小儿手掌中心为圆心，以圆心至中指根横纹约2/3处为半径，顺时针方向运揉划圈旋揉约100次（图3）。

4. 清胃经：施术者用拇指指腹自患儿掌根大鱼际边缘推至拇指指甲边缘约100次（图2）。

5. 初咳期加

① 掐揉二扇门（手背中指本节两旁凹陷中）：用两手拇指甲掐揉20～50次；

② 拿风池（后发际颈项上部两侧凹陷）：用拇指和示、中指指端相对用力按揉10～20次（图6）。

6. 痉咳期加

① 揉小天心：施术者用拇指端按揉掌面大、小鱼际交界之凹陷中

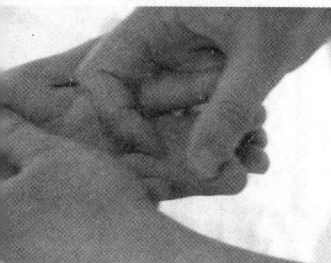
图12

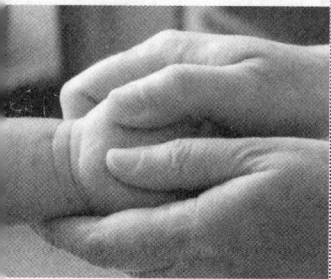
图13

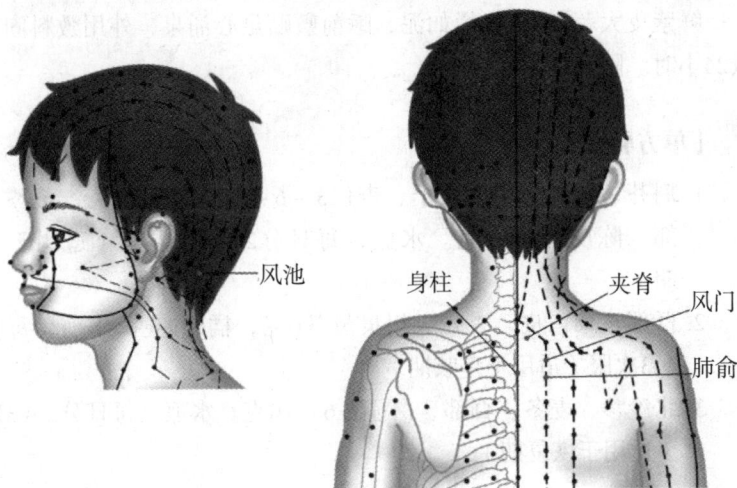

风池　身柱　夹脊　风门　肺俞

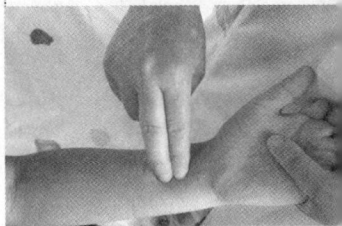

图14

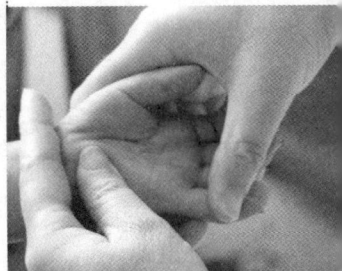

图15

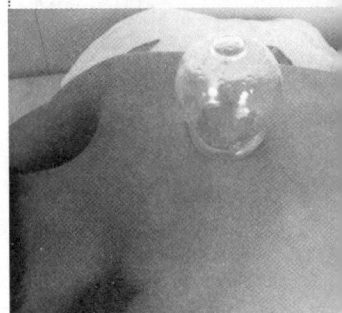

图16

100～300次（图13）；

②清天河水：施术者用示、中两指指腹由掌面腕横纹中点直推至肘横纹中点约300次（图14）。

7. 恢复期加

①补脾经：施术者用拇指指腹自患儿拇指尖桡侧直推至指根近大鱼际边缘约5分钟（图10）；

②补肾经：施术者用拇指指腹自患儿掌面小指指掌关节略偏尺侧的指根处推至指端约300次（图15）；

③揉肾顶（小指掌面末端）：用中指或示指按揉约100次。

【拔罐】

在身柱（第3胸椎下，图16）、肺俞穴（身柱穴旁开1.5寸）用闪火法拔罐5分钟，每日1次。

【皮肤针叩刺】

先将风门（背部第2胸椎下旁开1.5寸）、身柱（背部第3胸椎下）、肺俞（身柱穴旁开1.5寸）、胸1～4夹脊（相应椎体下旁开5分）常规消毒，用皮肤针按次序中度叩刺，使局部皮肤潮红为度。隔日1次。

【敷贴疗法】

鲜紫皮大蒜5枚，捣烂如泥，睡前敷贴足心涌泉，外用敷料固定，敷24小时。隔日1次。

【单方验方】

1. 荆芥、紫苏子、莱菔子、杏仁3～6克，前胡4～7克，黄芩、百部、陈皮各5～9克。水煎，每日分2～3次温服（适用于初咳期）。

2. 百部、桑白皮、杏仁、川贝母各6克，橘红9克。水煎，每日分2~3次服（适用于痉咳期）。

3. 北沙参、麦冬、百部、白前各6～10克。水煎，每日分2～3次服（适用于恢复期）。

【饮食疗法】

1. 鲜紫苏叶10克（捣烂），粳米50克，红糖20克。粳米熬粥，加入苏叶、红糖，再煮1分钟，趁热食用（适用于初咳期）。

2. 蜈蚣1条，鸡蛋1个，冰糖10克。水煎，喝汤吃蛋，每日1～2次（适用于痉咳期）。

3. 甜杏仁、麦冬各9克。水煎，加冰糖适量，去渣饮汤（适用于恢复期）。

【常用中成药】

百咳灵、鹭鸶咳丸、百日咳糖浆（片）、贝母二冬膏、小青龙合剂。按说明书服用。

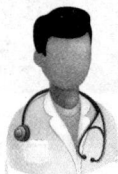

注意事项

1. 百日咳通过咳嗽的飞沫传播，传染性强，儿童普遍易感，应对患儿隔离4～7周。

2. 保持室内空气新鲜，阳光充足，避免接触异味、煎炒、辛辣、烟尘等刺激物。

哮喘

　　哮喘是小儿时期的一种肺系疾病，以发作性的哮鸣气促、呼多吸少，甚则张口抬肩、不能平卧为特征，多见于冬春季节。

　　发作期，先感鼻喉作痒、喷嚏、呼吸不畅、喉中痰鸣、咯吐不爽、甚则不能平卧。寒型哮喘见痰稀色白，面色发青、四肢不温；热型哮喘见痰稠色黄、发热面红、渴喜冷饮。缓解期，肺气虚则见面色苍白、气短懒言、自汗怕冷；脾气虚则见咳嗽痰多、食少面黄、倦怠乏力；肾气虚则见面色㿠白、形寒怕冷、动则心慌气短、夜尿多。

简易疗法

【穴位按摩】

1. 急性发作期

①清肺经：施术者用拇指指腹自患儿无名指掌面指掌关节处推至

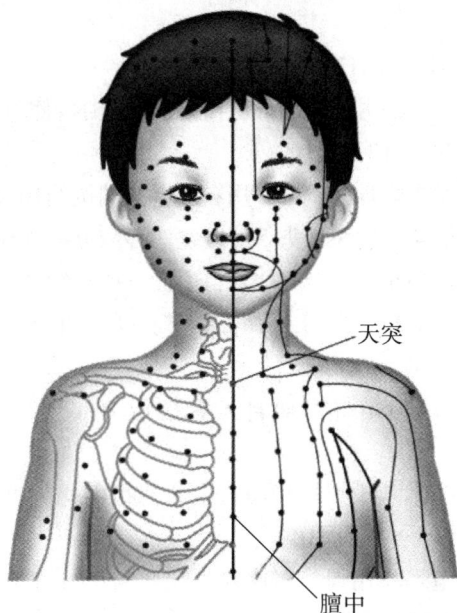

天突

膻中

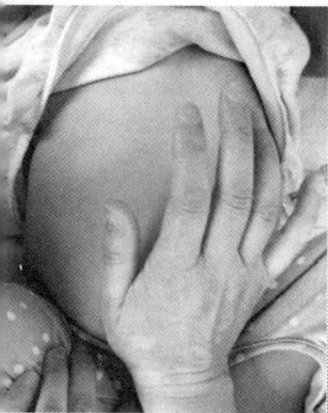

定喘　　夹脊

　　　大椎

　　　　风门

　　　　肺俞

　　　　脾俞

　　　　肾俞

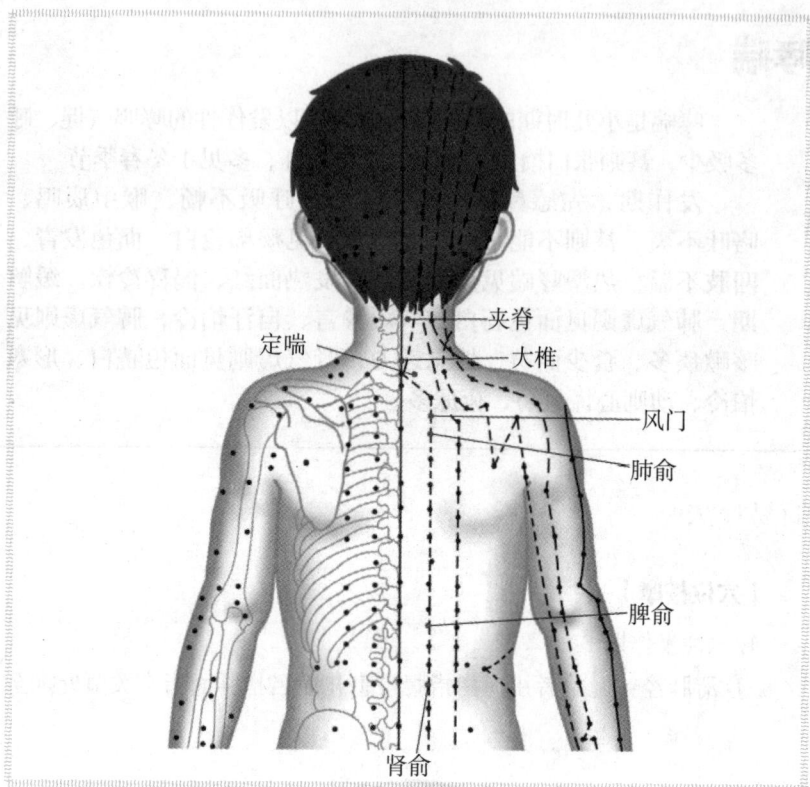

图17

指端约100次（图12）。

② 补脾经：施术者用拇指指腹自患儿拇指尖桡侧直推至指根近大鱼际边缘约5分钟（图10）。

③ 按天突（颈下胸骨上窝）：用右手中指端按约10次。

④ 用示、中指端分别在乳头下2分及乳头外2分揉动50次。

⑤ 用双手掌在小儿两腋下胁肋处自上而下搓动约50次。

⑥ 揉丹田（脐下3寸上下）：用右手掌根揉动约100次（图17）。

2. 缓解期

① 补肺经：用拇指桡侧面自无名指指尖推至掌面末节横纹约300次。

② 补脾经：施术者用拇指指腹自患儿拇指尖桡侧直推至指根近大鱼际边缘约5分钟（图10）。

③ 补肾经：施术者用拇指指腹自患儿掌面小指指掌关节略偏尺侧的指根处推至指端约300次。

④揉二马：施术者用拇指或中指揉手背第四、五掌骨小头后凹陷
　约300次。

【艾灸】

用艾条灸大椎（图7）、风门（第2胸椎下旁开1.5寸）、肺俞、脾俞
（第11胸椎下旁开1.5寸）、肾俞（第2腰椎下旁开1.5寸）、膻中等穴，
至皮肤稍呈红润为度，每穴灸5分钟左右，每日1次。适用于缓解期。

【拔罐】

在大椎（图4）、肺俞、脾俞、肾俞穴等处，用闪火法拔罐，留罐
5分钟，每日1次。适用于哮喘缓解期。

【皮肤针叩刺】

将颈椎1～4（图18）、大椎（肩背部第7颈椎下）、定喘（大椎穴
旁开0.5～1寸）、风门（背部第2胸椎下旁开1.5寸）、肺俞（背部第
3胸椎下旁开1.5寸）等穴常规消毒，用无菌皮肤针按次序叩刺，中度刺
激，使皮肤局部潮红为度，隔日1次。

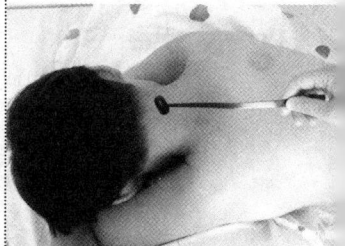

图18

【敷贴疗法】

白芥子3克，胡椒、白附子各1克，细辛0.6克。共研细末，临睡前
用生姜汁调匀敷于肺俞穴（第3胸椎下旁开1.5寸），次晨取下。如局部
反应较重，1～2小时即取下。每日或隔日1次。

【单方验方】

1. 麻黄5克，冬花、紫苑、白前、百部、白芥子各10克，哮重加地
　龙10克，喘重加苏子10克，痰多加半夏5克。水煎每日分2次服
　（适用于寒型哮喘）。

2. 生石膏20克，桑白皮15克，白果、川贝、杏仁、茶叶、黄芩、甘
　草各6克，炙麻黄5克。水煎，每日分2～3次服（适用于热型哮
　喘）。

3. 党参、茯苓、陈皮、冬花各10克，半夏、五味子各5克；肺虚加
　玉竹、百部各10克，脾虚加白芥子10克，胆星2.5克。水煎，每
　日分2次服（适用于哮喘缓解期）。

【饮食疗法】

1. 杏仁8克，炙麻黄5克（纱布包），豆腐30克。共煮30分钟，饮汤吃豆腐（适用于寒喘）。

2. 萝卜250克，葶苈子30克（布包）。同煎至萝卜炖熟，去掉葶苈子，调入适量蜂蜜，饮汤食萝卜（适用于热喘）。

3. 黄芪10克，党参、百合各15克，五味子10克（布包），大枣10枚，粳米100克。前4味水煎取汁，加入粳米、大枣煮粥，调入蜂蜜，每天早晚服食（适用于缓解期）。

【常用中成药】

小儿咳喘颗粒、哮喘冲剂、固本咳喘片、蛤蚧定喘丸、桂龙咳喘宁。按说明书服用。

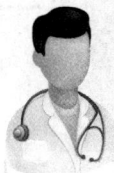

注意事项

1. 适当体育锻炼和户外活动，多接触新鲜空气和阳光，以增强体质，减少发作。

2. 避免受凉，防止感冒。气候转冷时，注意冷暖，及时增减衣服，尤须注意颈项部的保暖。

肺炎

　　小儿肺炎是指由不同病因引起的肺部炎症，是儿科的常见病、多发病。以发热、咳嗽、呼吸急迫、喘促等症为主要临床表现，一年四季均可发病，但以冬春季较常见。

　　风寒证见恶寒、无汗、咳痰稀白；风热证见发热有汗、喉中痰鸣；痰热证见发热烦躁、喉间痰鸣、咳痰黄稠；阴虚证见低热、夜间有汗、干咳少痰；气虚证见咳嗽无力、喉中痰鸣、活动后气喘、易出汗。

简易疗法

【穴位按摩】

1. 清肺经：施术者用拇指指腹自患儿无名指掌面指掌关节处推至指端约100次（图12）。

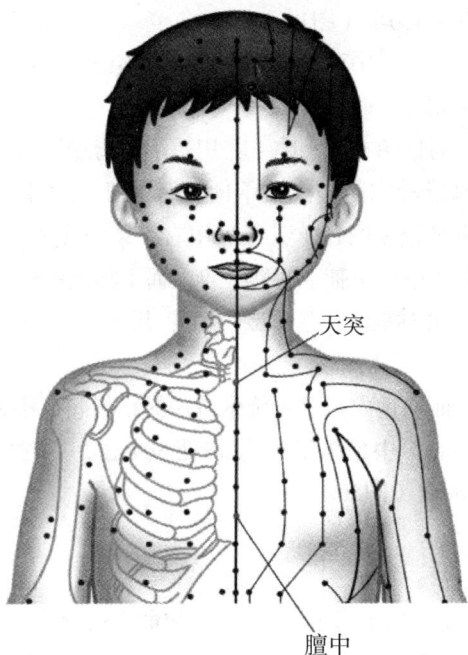

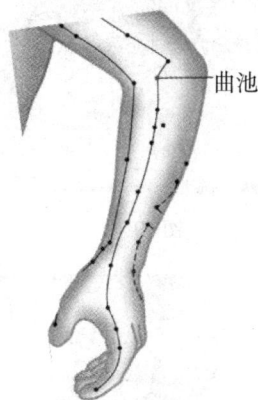

天突

膻中

曲池

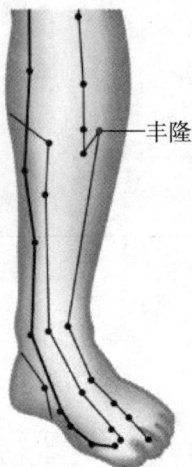

丰隆

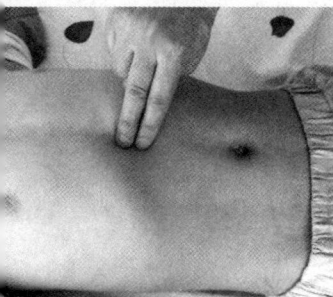

大椎
定喘
风门
肺俞
膏肓俞

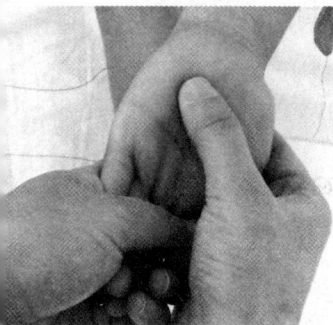

图19

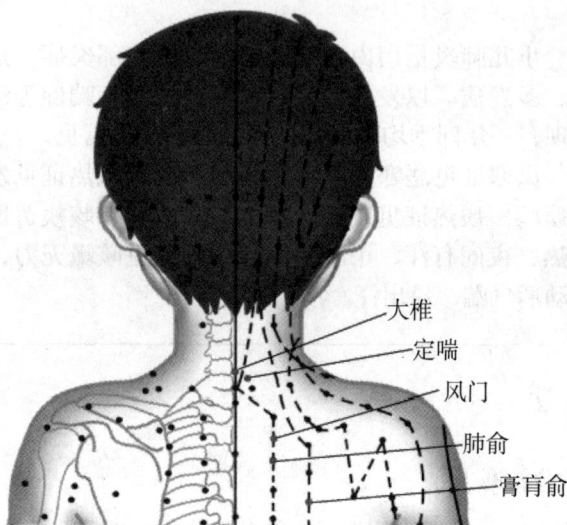

图20

2. 清天河水：施术者用示、中两指指腹由掌面腕横纹中点直推至肘横纹中点约300次（图14）。

3. 退六腑：用示、中两指指腹自前臂肘横纹尺侧端直推至腕横纹尺侧端约300次。

4. 按天突（胸骨柄上缘凹陷）：用右手中指端按约20次。

5. 用双手拇指沿胸肋自上而下向两旁分推；再用示指和中指自剑突直推至脐处（图19）；最后用右手掌摩腹约50次。

6. 用双手掌在小儿两腋下胁肋处自上而下搓动约50次。

7. 揉肺俞（第3胸椎下旁开1.5寸）：用示指、中指端分别按揉约100次。

8. 痰热闭肺证加运内八卦：施术者用拇指指腹以小儿手掌中心为圆心，以圆心至中指根横纹约2/3处为半径，顺时针方向运揉划圈旋揉约100次（图20）。

【拔罐】

在风门（第2胸椎下旁开1.5寸）、肺俞、膏肓俞（第4胸椎下旁开3寸）穴用闪火法拔罐，留罐5分钟，每日1次。

【皮肤针叩刺】

用无菌皮肤针中度刺激膻中（两乳头连线中点）、大椎（肩背部第7颈椎下）、定喘（大椎穴旁开0.5～1寸）、风门（背部第2胸椎下旁开1.5寸）、肺俞（背部第3胸椎下旁开1.5寸）、曲池（屈肘，肘横纹外侧纹头端）、丰隆（外膝眼与足外踝连线中点）等穴，使皮肤局部潮红为度，每日1次。

【敷贴疗法】

大黄末、芒硝、大蒜泥各15～30克。调匀，敷贴胸部。若皮肤无刺激现象，可连用1～2日。

【单方验方】

1. 杏仁、前胡、芦根各10克，莱菔子6克，葶苈子、桔梗各5克，麻黄2克。水煎，每日分3次服（适用于风寒证）。

2. 桑叶、菊花、黄芩、牛蒡子、芦根各10克，杏仁、桔梗、天竺黄各6克。水煎，每日分3次服（适用于风热证）。

3. 苇根、冬瓜子、生苡仁、生桑皮、浙贝母、莱菔子各9克，瓜蒌、杏仁各6克，天竺黄3克。水煎，每日分2次服（适用于痰热证）。

4. 沙参、麦冬、桑白皮、玉竹、百合各10克，地骨皮、枇杷叶各6克。水煎，每日分3次服（适用于阴虚证）。

6. 黄芪、太子参、白术、茯苓、山药、炙甘草各10克，陈皮5克。水煎，每日分2次服（适用于气虚证）。

【饮食疗法】

1. 防风10～15克，葱白2茎，粳米50～100克。前两味水煎取汁，粳米煮粥，待粥将熟时加入药汁，煮熟服食（适用于风寒证）。

2. 鲜冬瓜500克，鲜荷叶1张，盐适量。炖熟后饮汤吃冬瓜（适用于痰热证）。

3. 百合20克，薏米200克。煮成稀粥，分3次服（适用于阴虚证）。

4. 党参10克，大枣（去核）15克，糯米150克。煮成稀粥，调入白糖服食（适用于气虚证）。

【常用中成药】

小青龙颗粒、麻杏石甘合剂、养阴清肺糖浆、小儿牛黄清肺散、百合固金口服液、小儿清肺化痰口服液等。按说明书服用。

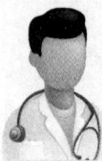

注意事项

1. 加强锻炼，增强体质，多晒太阳，衣着冷暖适宜。
2. 患儿饮食宜清淡易于消化，忌吃油腻腥荤、辛辣刺激食物，以免助热生痰。

幼儿急疹

　　幼儿急疹，是小儿常见的急性发疹性传染病，多发于冬春两季，为病毒感染所致。一般发热3～4日，热退则疹出。本病预后良好，亦有自行痊愈者，但高热甚者易发生惊厥。

　　发热期，症见发热持续不退、轻咳流涕、咽红目赤、呕吐腹泻；出疹期，则身热渐退，全身出现玫瑰色小疹，以躯干、腰、臀为主，疹出后1～2日，即可消退。

简易疗法

【穴位按摩】

1. 揉小天心：施术者用拇指端按揉掌面大、小鱼际交界之凹陷中约100次（图13）。
2. 清板门（大鱼际之平面）：用拇指从腕横纹桡侧端推向板门约

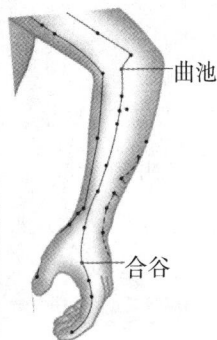

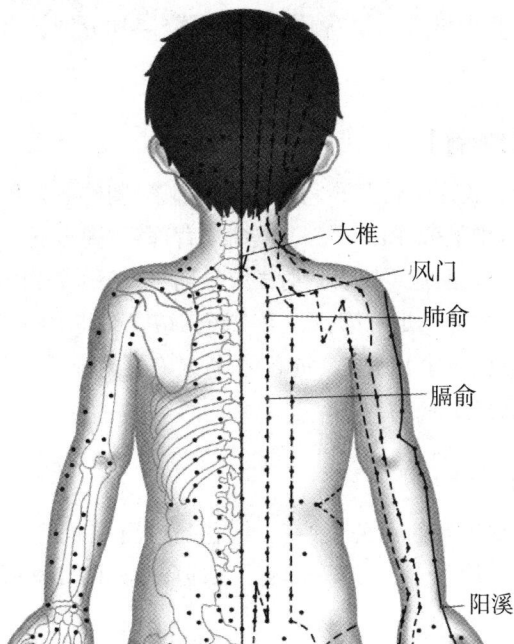

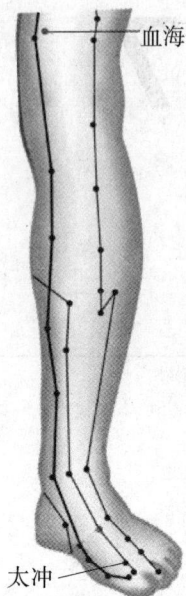

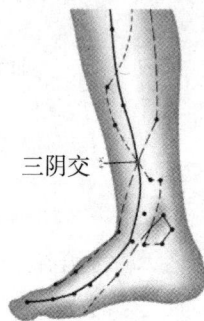

血海

太冲

三阴交

300次。

3. 清天河水：施术者用示、中两指指腹由掌面腕横纹中点直推至肘横纹中点约300次（图14）。

4. 发热期加

① 揉一窝风（手背，腕横纹中点凹陷处）：用右手示指指端揉约100次。

② 分手阴阳：用两手拇指指腹自小天心向两旁分推约300次。

5. 出疹期加

① 补脾经：施术者用拇指指腹自患儿拇指尖桡侧直推至指根近大鱼际边缘约5分钟（图10）。

② 推三关：用示、中两指指腹自前臂腕横纹桡侧端直推至肘横纹桡侧端约300次。

③ 逆运内八卦：施术者用拇指指腹以小儿手掌中心为圆心，以圆心至中指根横纹约2/3处为半径，按逆时针方向运揉划圈旋揉约100次（图20）。

【拔罐】

在肚脐和大椎穴（第7颈椎下）拔罐5～10分钟，大椎还可行刺血拔罐。

【皮肤针叩刺】

用无菌皮肤针叩刺大椎、风门（背部第2胸椎下旁开1.5寸）、肺俞（背部第3胸椎下旁开1.5寸）、膈俞（背部第7胸椎下旁开1.5寸）、合谷（手虎口）、曲池（屈肘，肘横纹外侧端纹头）、血海（膝关节内上缘上2寸）、太冲（足背第一、第二跖骨结合部前下凹陷中）、三阴交（足内踝高点上3寸）等穴，每穴1分钟左右。大椎可在皮肤针叩刺出血的基础上拔罐5分钟。

【单方验方】

1. 板蓝根15克，蒲公英9克，银花、连翘、牛蒡子、荆芥各6克，薄荷（后下）、甘草各3克。水煎，每日分2次服（适用于发热期）。

2. 生地黄10克，玄参、赤芍、连翘各6克，知母、丹皮各4克，竹叶、生甘草各3克。水煎，每日分2次服（适用于出疹期）。

【饮食疗法】

1. 金银花、连翘各10克，夏枯草12克，蝉蜕6克。水煎取汁代茶饮。
2. 牡丹皮、紫草各6克，红花、蝉蜕各3克。水煎取汁代茶饮。

【常用中成药】

小儿紫草丸、小儿羚羊散、桑菊银翘散、银翘解毒颗粒、感冒退热颗粒、清热解毒口服液。均按说明书服用。

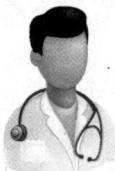

注意事项

1. 安静休息，保持室内空气新鲜，衣着寒温适宜。
2. 饮食宜清淡，易消化，多饮开水。
3. 高热患儿及时处理，防止惊厥。

8 麻疹

麻疹是一种小儿发疹性急性传染病之一，多流行于冬春两季，其传染性强。以发热、咳嗽、流涕、眼泪汪汪，全身出现红色小疹为特征。病后获持久免疫力，终身不再发病。

疹前期，一般在口腔两颊黏膜处可见麻疹黏膜斑；出疹期可见高热、嗜睡、目赤眵多、咳嗽加剧，全身出疹，为期约3日；收没期发热渐退、咳嗽减轻、皮疹逐渐脱落，有色素沉着。

简易疗法

【穴位按摩】

1. 疹前期

① 清肺经：施术者用拇指指腹自患儿无名指掌面指掌关节处推至指端约300次（图12）。

② 清肝经：施术者用拇指指腹自患儿掌面示指指掌关节横纹推至指端约300次（图21）。

③ 清胃经：施术者用拇指指腹自患儿掌根大鱼际边缘推至拇指指甲边缘约300次（图22）。

④ 清天河水：施术者用示、中两指指腹由掌面腕横纹中点直推至肘横纹中点约300次（图14）。

2. 出疹期

① 清肺经；

② 清肝经；

③ 清胃经；

④ 揉小天心：施术者用拇指端按揉掌面大、小鱼际交界之凹陷中约100次（图13）。

⑤ 退六腑：用示、中两指指腹自前臂肘横纹尺侧端直推至腕横纹尺侧端约300次。

3. 收没期

① 补脾经：施术者用拇指指腹自患儿拇指尖桡侧直推至指根近大鱼际边缘约5分钟（图10）。

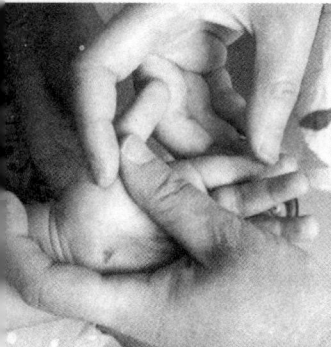

图 21

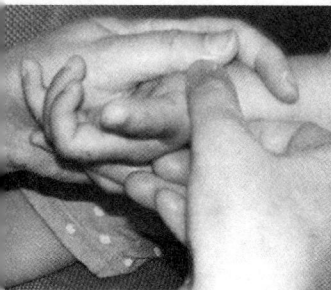

图 22

②揉二马：施术者用拇指或中指揉手背第四、第五掌骨小头后凹陷约300次。

③清天河水：施术者用示、中两指指腹由掌面腕横纹中点直推至肘横纹中点约300次（图14）。

④捏脊：用双手拇指桡侧缘顶住脊柱下端皮肤，示、中两指前按，三指同时用力提拿皮肤，双手交替捻动向前直至大椎穴3~5遍（图23）。

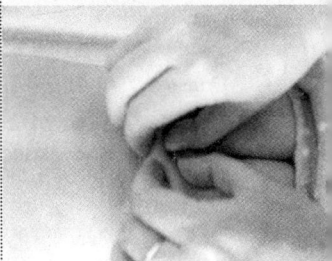
图23

【拔罐】

同"幼儿急疹"。

【皮肤针叩刺】

同"幼儿急疹"。

【敷贴疗法】

1. 大麻子、小蓟各适量，捣烂如泥状，外敷双手足心6小时左右。每日1次。

2. 胡椒9粒，葱白5根，红糖适量。共捣如泥，外敷于胸部及手足心10~30分钟。每日1次。

【单方验方】

1. 紫草2~3克，贯众8克，甘草6克。水煎，每日分3次服（用于预防麻疹）。

2. 荆芥9克，连翘、桑叶、牛蒡子、板蓝根各6克，蝉衣、薄荷各3克，水煎，每日分3次服（适用于疹前期）。

3. 银花、板蓝根、桑白皮各9克，连翘、炒牛蒡子、蝉蜕、薄荷各6克。水煎，每日分3次服（适用于出疹期）。

4. 沙参、麦冬、桑叶、石斛、生地、山药、谷芽、麦芽各9克，赤芍、丹皮、扁豆、甘草各6克。水煎，每日分3次服（适用于收没期）。

【饮食疗法】

1. 绿豆、黑豆、赤小豆、苇根、茅根各5克，冰糖15克。煮熟取汁顿服（用于预防麻疹）。

2. 葛根15克，粳米50克。葛根水煎取汁，加入粳米慢熬成粥，分1~2次服（适用于疹前期）。

3. 冬笋（切片）、粳米各50克。煮粥服食，每日2次（适用于出疹期）。

4. 莲子（去心）、百合各20克，冰糖15克。小火炖熟，连服7~10日（适用于收没期）。

【常用中成药】

小儿羚羊散、小儿紫草丸、五粒回春丹、桑菊银翘散、银翘解毒颗粒、小儿瘀疹金丸、玄麦甘桔颗粒、杞菊地黄口服液。按说明书服用。

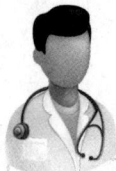

注意事项

1. 按时接种麻疹减毒活疫苗，已接触麻疹的患儿可接种免疫血清球蛋白，提高免疫能力。

2. 室内空气流通，注意保暖，避免直接吹风和过强阳光刺激。

3. 患儿要及时隔离，流行期间，未患过麻疹儿童不去公共场所。

4. 患儿饮食要清淡，以流质和半流质为宜，多饮开水，忌食油腻、辛辣厚味食物。

水痘

　　水痘是由水痘病毒引起的一种急性呼吸道传染病。临床以发热、咳嗽、打喷嚏、流鼻涕，继则皮肤分批出现斑疹、丘疹、水疱疹等症状为特征。本病好发于6岁以下儿童，成人未得过此病的也可感染，病愈后可获得持久的免疫。本病常年都可发病，但以冬春两季多见。

　　邪郁肺卫者见发热头痛，咳嗽流涕，痘疹红润，疱浆清亮，疹点稀疏，皮疹稍痒等症；气营两燔者见高热烦躁、面红目赤、口舌生疮、痘疹红赤、疱浆混浊、疹点稠密、皮疹瘙痒、大便干结等症。

简易疗法

【穴位按摩】

　　患儿俯卧，施术者用拇指依次按揉大椎（图24）、肺俞、脾俞、曲池（图25）、涌泉穴各100次，以局部微微出汗为佳。

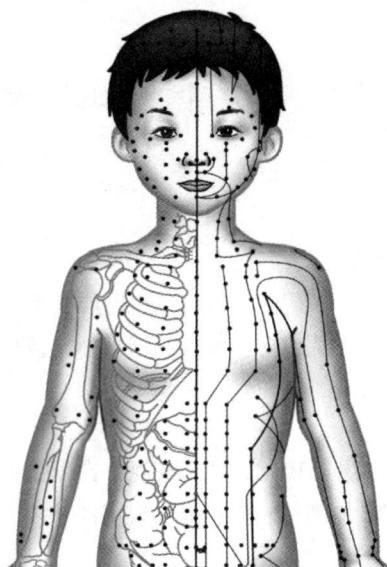

神阙（肚脐）

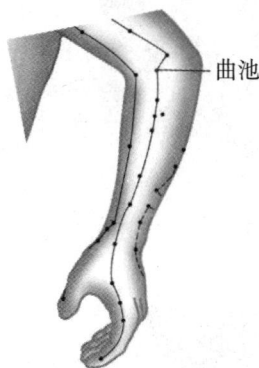

曲池

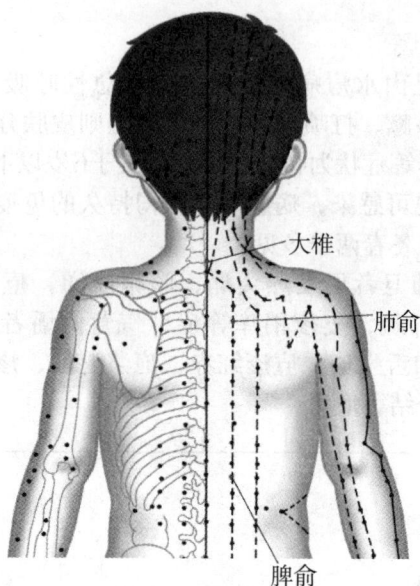

大椎

肺俞

脾俞

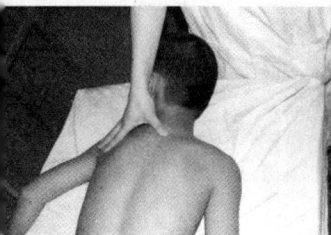

图 24

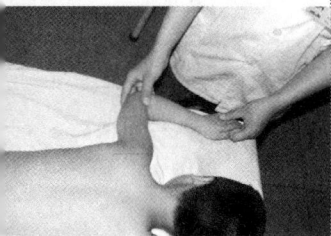

图 25

【艾灸】

用艾条温和灸病变局部5分钟左右，每日1次。

【敷贴疗法】

生绿豆9克（研末），鸡蛋清1个。调成糊状，敷于肚脐，外用胶布固定。每日一换。

【单方验方】

1. 板蓝根10～15克，水煎代茶。

2. 金银花10克，甘草3克。水煎，每日分2次服，连用2～3日。

3. 野菊花10克，芦根20克。水煎，每日分2次服，连用2～3日。

【饮食疗法】

1. 白梅花15克，绿豆30克，粳米60克，白糖适量。梅花水煎取汁；绿豆、粳米加水煮粥，熟后调入梅花汁、白糖食用（适用于水痘初起期）。

2. 赤小豆60～100克，白糖适量。煮汤饮用（适用于水痘中期）。

3. 百合10克，杏仁6克，赤小豆60克。煮至烂熟，酌加白糖食用（适用于水痘恢复期）。

【常用中成药】

小儿金丹片、银翘解毒丸、板蓝根冲剂、普济回春丹。按说明书服用。

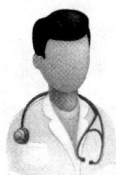

注意事项

1. 本病为传染性疾病，患儿应隔离，以防传染。
2. 保持室内通风良好，空气新鲜。
3. 注重皮肤护理，包括给孩子剪指甲，避免抓伤皮肤，留下永久性瘢痕。皮疹瘙痒时，需防止过重搔抓，以免引起破溃感染。
4. 患病治疗期间，进食清淡、易消化和有营养的食物。忌进油腻、辛辣食物。

10 流行性腮腺炎

流行性腮腺炎，是小儿常见的急性呼吸道传染病，由腮腺炎病毒感染引起。本病以腮腺肿大，疼痛为特征，常见局部疼痛、触痛、咀嚼食物时疼痛加剧为主要症状。本病好发于儿童，青少年也可发病，该病常年均可发病，但多见于冬春两季。本病大多预后良好，患病后可获持久免疫。

简易疗法

【穴位按摩】

1. 退六腑：用示、中两指指腹自前臂肘横纹尺侧端直推至腕横纹尺侧端约300次。

2. 清天河水：施术者用示、中两指指腹由掌面腕横纹中点直推至肘横纹中点约300次（图26）。

3. 用拇指端按揉面部颊车（下颌角前上方1寸）、合谷（手虎口）、涌泉穴（足底前1/3与后3/2交点处，图27）100次，以局部微微出汗为佳。

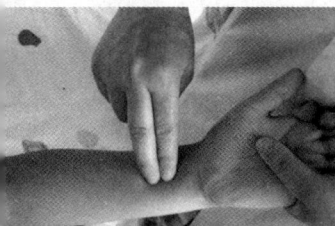

图26

图27

【艾灸】

用艾条温和灸颊车、外关穴，以局部皮肤潮红为度，每穴灸5分钟，每日2次。

【爆灯火法】

用灯心草1根，蘸麻油少许，点燃，对准颊车穴快速点1下，听到"叭"的声音即可（如果没有发出响声，则再点灸1次）。每日1次，连续3次。

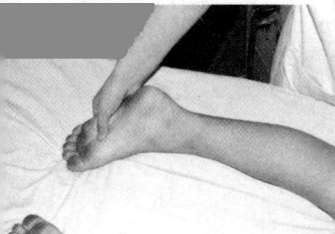

【皮肤针叩刺】

用无菌皮肤针叩刺颊车、下关（鬓角直下颧弓下凹陷中）、翳风（耳垂后凹陷中）、合谷（手虎口）、外关（腕背横纹中点上2寸）等穴，每穴1～2分钟。

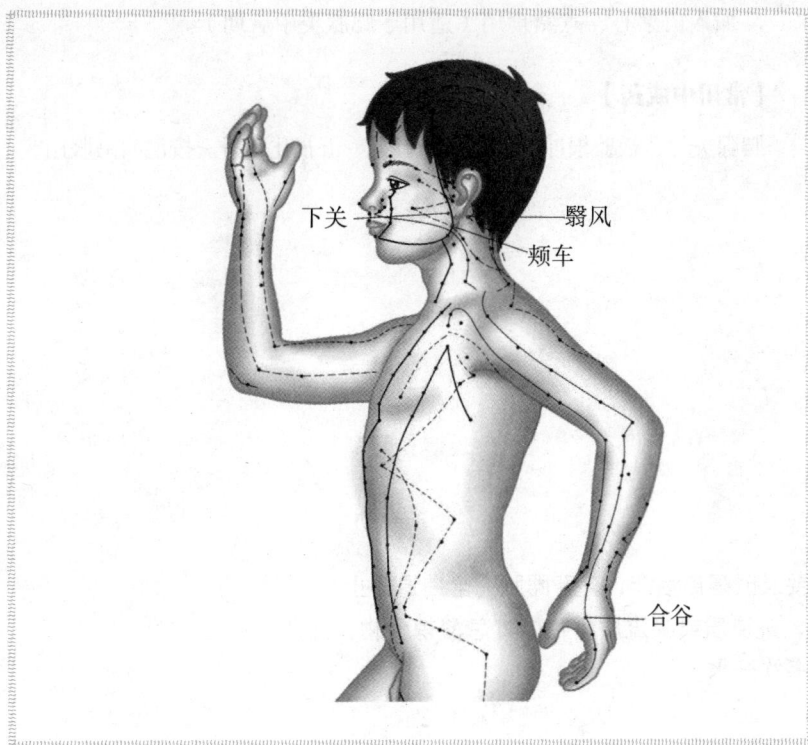

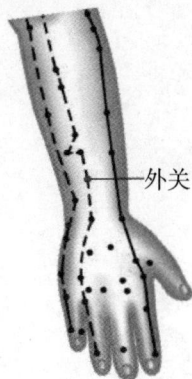

下关　翳风　颊车　合谷　外关

【敷贴疗法】

青黛散、如意金黄散，任选一种，以食醋或清水调匀，外敷患处，每日1次。

【单方验方】

1. 板蓝根、蒲公英、紫花地丁各15克，夏枯草10克。水煎，每日分2次服，连服2～4日。
2. 蒲公英12克，金银花10克，玄参8克，甘草5克。水煎，每日分2次服，连服2～4日。

【饮食疗法】

1. 金银花、绿豆、芦根、鱼腥草各10克。水煎取汁代茶（适用于腮腺炎早期）。
2. 绿豆、白菜心各60克，粳米100克。绿豆、大米煮粥，八成熟时加入白菜心，煮熟食用（适用于腮腺炎中后期）。

【常用中成药】

腮腺炎片、板蓝根冲剂、普济回春丸、五福化毒丹。按说明书服用。

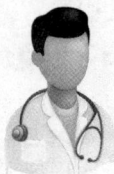

注意事项

1. 发现患病就要及时隔离治疗，直至腮肿完全消退为止。
2. 患儿发病期，进流质或半流质食物，禁忌酸辣食物，注意口腔卫生，多饮开水。

新生儿黄疸

　　新生儿黄疸是指新生儿在出生后，以皮肤、面目、小便出现黄色为特征的病证。生理性黄疸，可自行消退，不需治疗。但若婴儿出生后24小时内出现黄疸，2～3周后仍不消退，或出生后1周至数周后出现黄疸者，则为病理性黄疸，应积极治疗。

　　湿热证见黄色鲜明如橘、不欲吮乳、口渴唇干、大便干结、小便深黄；寒湿证见黄色晦暗、四肢不温、食少易吐、大便稀溏。

简易疗法

【穴位按摩】

1. 补脾经：施术者用拇指指腹自患儿拇指尖桡侧直推至指根近大鱼际边缘，来回约300次（图28）。

2. 清肝经：施术者用拇指指腹自患儿掌面示指指掌关节横纹推至指端约300次（图21）。

3. 寒湿证加

① 揉外劳宫（手背面，中指与示指掌骨间）：用示指或中指揉约100次（图29）。

② 揉二马：施术者用拇指或中指揉手背第四、第五掌骨小头后凹陷约100次。

4. 湿热证加

① 清胃经：施术者用拇指指腹自患儿掌根大鱼际边缘推至拇指指甲边缘约300次（图22）。

② 清天河水：施术者用示、中两指指腹由掌面腕横纹中点直推至肘横纹中点约300次（图26）。

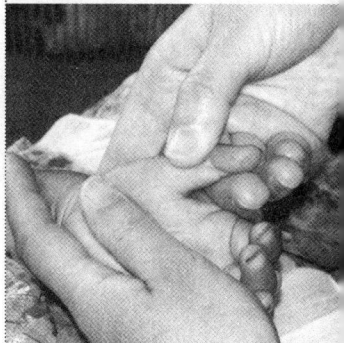

图28

【敷贴疗法】

黄连、茵陈、云苓各10克，黄柏、黄芩、栀子各6克。共研末，用蜂蜜调匀，做成药饼，贴于肚脐，外用纱布固定，上面再用热水袋温脐。每日换药1次，直至黄疸消退（适用于湿热证）。

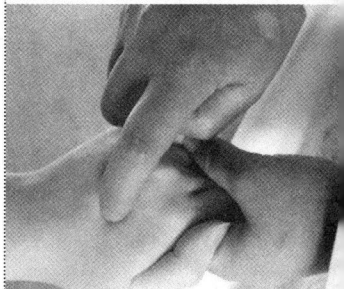

图29

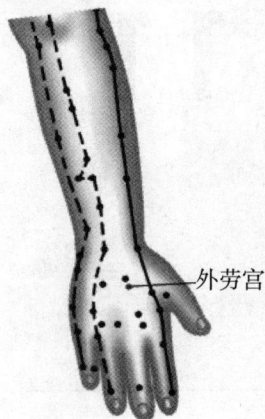

外劳宫

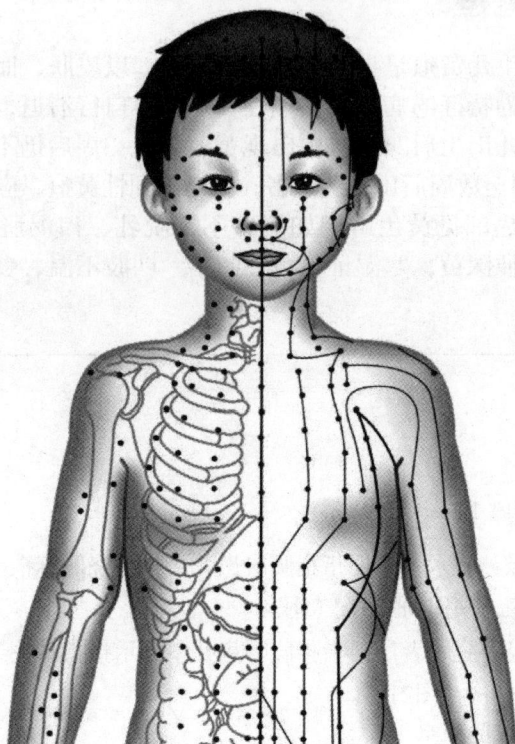

神阙（肚脐）

【单方验方】

1. 茵陈、山栀、泽泻、茯苓、车前子（布包）各6克，生大黄（后下）、姜竹茹、甘草各3克。水煎，每日分2次服（适用于湿热证）。

2. 茵陈、党参、白术、茯苓各6克，干姜、吴茱萸、陈皮、甘草各3克。水煎，每日分2次服（适用于寒湿证）。

【饮食疗法】

1. 玉米须10克，冰糖3克。玉米须水煎取汁20毫升，加冰糖调化，分1～2次服，连服3～5日（适用于湿热证）。

2. 薏苡仁、山药、干姜各适量，水煎随意饮服（适用于寒湿证）。

【常用中成药】

茵陈五苓丸、黄疸茵陈冲剂、理中丸（茵陈煎汤送服）。按说明书服用。

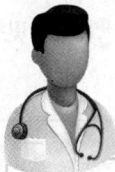

注意事项

1. 妊娠期注意饮食卫生，忌酒和辛热之品，不可滥用药物。
2. 婴儿出生后密切观察皮肤颜色的变化，及时了解黄疸出现时间及消退时间。
3. 注意观察胎黄患儿有无精神不振、嗜睡、吸吮困难、惊悸不安等，以便及早发现和治疗。

12 | 厌食

厌食，是指小儿较长时间内食欲不振，甚至拒食的一种病证。本病多因喂养不当，胃阴不足，脾胃气虚所致，常见于1～6岁的小儿。若不注意防治，病久可转为积滞或疳证。

食滞伤脾型：证见不欲食，腹部饱满，精神一般；胃阴不足型：证见不欲食，口舌干燥，大便秘结；脾胃虚弱型：证见不欲食，面色萎黄，神疲乏力，大便溏薄。

简易疗法

【穴位按摩】

1. 轻轻按揉中脘穴（肚脐上4寸）、脾俞（第11胸椎下旁开1.5寸）、胃俞（第12胸椎下旁开1.5寸）、足三里（外膝眼下3寸）、三阴交（内踝高点上3寸）等穴，每穴2～3分钟。每日1～2次。

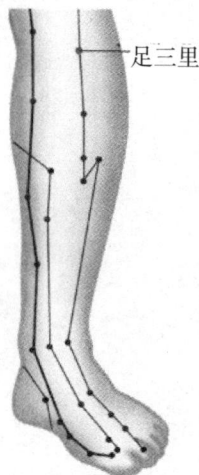

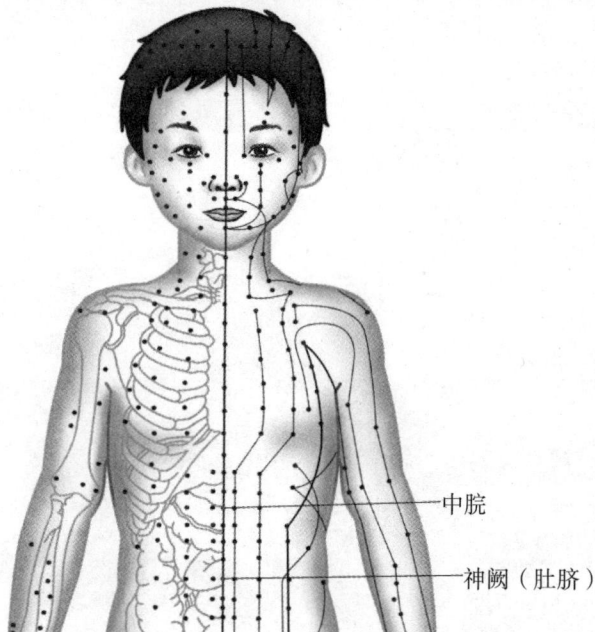

足三里

中脘

神阙（肚脐）

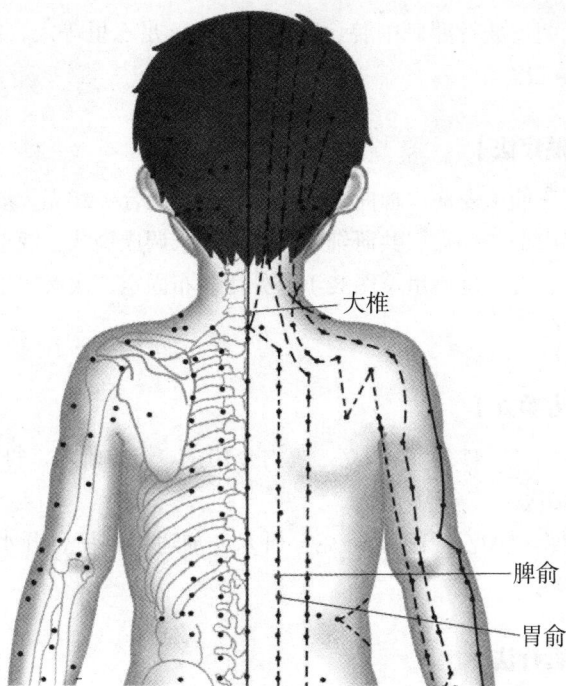

大椎

脾俞

胃俞

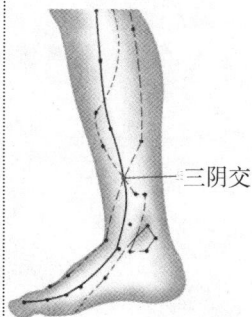

三阴交

2. 补脾经：施术者用拇指指腹自患儿拇指尖桡侧直推至指根近大鱼
   际边缘约300次左右（图10）。

3. 捏脊：用双手拇指和示指两指从尾骶骨开始捏住脊柱两旁的皮
   肉，双手交替向上移动，在经过胃俞、脾俞的时候用力提拿皮肤
   5～7下，直至大椎穴两旁，反复操作3～5遍（图23）。

【艾灸】

以艾条温和灸中脘（图30）、脾俞、胃俞、足三里、三阴交等穴，
每穴灸5分钟左右。

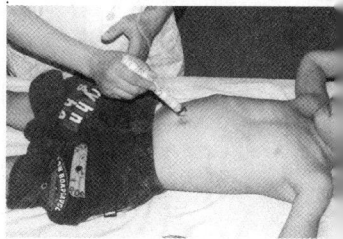

图 30

【拔罐】

患儿先取仰卧位，在中脘（图31）、肚脐、足三里等穴，用闪火吸
附法拔罐，留罐5分钟；然后改俯卧位，在脾俞、胃俞等穴，用闪火吸
附法拔罐，留罐5分钟。每日1次。

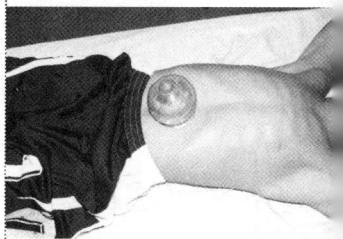

图 31

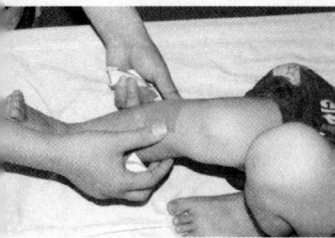

图32

【皮肤针叩刺】

用无菌皮肤针叩刺中脘、脾俞、胃俞、足三里等穴，每穴1分钟。每日可1～2次。

【敷贴疗法】

1. 焦三仙（麦芽、神曲、山楂分别炒焦混合）20克，炒莱菔子、炙鸡内金各10克。共研细末，用白开水调成糊状，晚上敷贴肚脐、中脘穴、足三里（图32），外用胶布固定，次晨取下。每日换药1次。

【单方验方】

1. 生山楂、炒麦芽各8克，鸡内金10克。焙黄研末，每次服2克，每日3次。
2. 焦山楂9克，莱菔子5克。研末，加适量红糖，开水冲服。每日3次。

【饮食疗法】

1. 黄豆（用清水浸泡至软）、山楂各30克，粳米100克，白糖适量。黄豆和粳米煮粥，待八成熟时加入山楂，再煮至熟，调入白糖服食。每日1次。
2. 谷芽、麦芽各10克，鸭肾（干品）1个，蜜枣1～2枚。水煎作汤饮服。每日1次。
3. 银耳40克（泡发），瘦肉片100克，大枣10枚。同炖至烂熟，加精盐适量，佐餐随意服食。

【常用中成药】

小儿化食丸、健儿散、肥儿丸、儿宝颗粒、健胃消食片、参苓白术散、黄芪精颗粒、补中益气丸、复方鸡内金片、参芪五味子糖浆。按说明书服用。

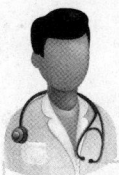

注意事项

　　纠正饮食习惯，不要片面强调高营养、高脂肪、高蛋白质食品，应多进食五谷杂粮、蔬菜、水果等。

13 呕吐

小儿呕吐既可独立存在，也可伴发于多种疾病之中，如各种消化道疾病、代谢紊乱、颅内压增高、肠寄生虫症以及各种中毒等。这里只介绍胃功能失调而产生的呕吐。

伤食呕吐见呕吐物多为酸臭乳块或不消化食物残渣，以吐为快，口气臭秽，不思乳食，脘腹胀满，大便秘结或泻下酸臭，小便黄少；外感呕吐见卒然呕吐，伴流涕、喷嚏、恶寒发热、头身不适、脘腹满闷等；胃热呕吐见食入即吐、吐物酸苦、口渴喜饮、面赤唇红、大便秽臭或秘结等；胃寒呕吐见食久方吐、时作时止、吐物清稀、神疲倦怠、四肢不温、喜暖畏寒、大便稀溏等症。严重呕吐可致伤阴耗液、脾胃虚损的后果。

简易疗法

【穴位按摩】

按压内关（掌面腕横纹中点上2寸）、膻中（两乳头连线中点）、中脘（脐上4寸）、足三里（外膝眼下3寸）等穴，每穴2～3分钟。

【艾灸】

温灸中脘、脾俞、胃俞、足三里等穴，每穴3分钟左右。

【拔罐】

在胸部膻中、腹部中脘（图31）、背部脾俞、胃俞等穴拔罐5～10分钟，每日1次。

【皮肤针叩刺】

用无菌皮肤针叩刺中脘、膻中、脾俞、胃俞、内关、足三里等穴，每穴1分钟左右。

【敷贴疗法】

1.鲜地龙数条，捣烂敷双足心，用布包扎，每日1次（适用于胃热呕吐）。

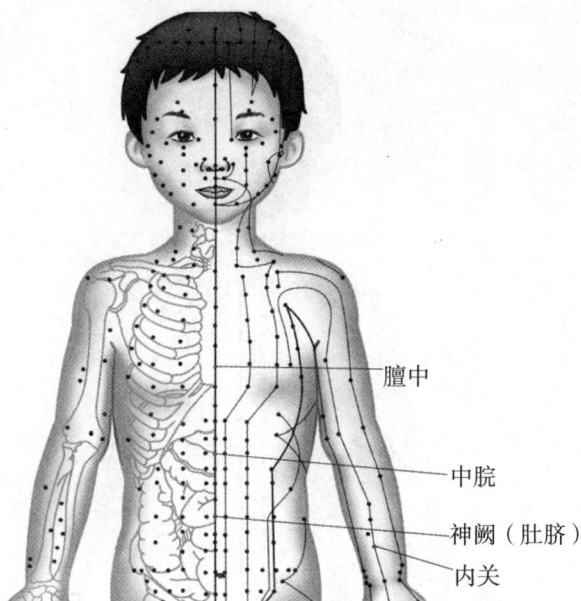

膻中

中脘

神阙（肚脐）

内关

2. 吴茱萸30克，生姜、葱各少许。捣烂，制成硬币大小药饼，敷贴
　肚脐（图33），每日1次（适用于寒性呕吐）。

【单方验方】

1. 芦根20克，竹茹10克。水煎，每日分3次服（用于胃热呕吐）。
2. 鸡内金、莱菔子各10克。焙干研末，分3次以温开水冲服（用于
　伤食呕吐）。
3. 生姜汁1毫升，红糖10克。加少许开水温服，每次10～15毫升，
　每日2次（用于胃寒呕吐）。

【饮食疗法】

1. 百合50克，糯米100克。先煮糯米粥，后加入百合，再稍煮一会
　儿即食。
2. 栗子60克（去皮），红枣10枚（去皮、核），茯苓10克，大米
　100克。煮粥至熟，加白糖服食。
3. 扁豆、植物油各30克，葱、姜丝适量。扁豆去筋、切段，在沸水
　中焯一下；油在锅内烧热，葱、姜丝炝锅，放扁豆煸炒，多焖一

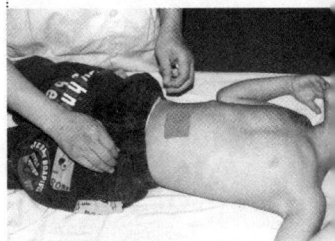

图33

脾俞
胃俞

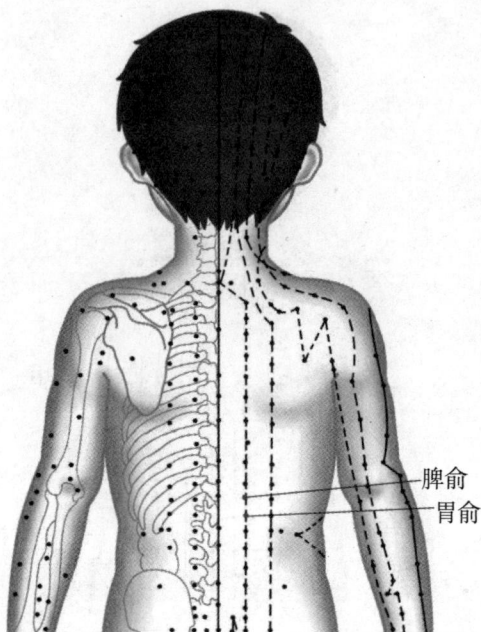

会儿，将熟时加白糖再焖2分钟食用。

【常用中成药】

保和丸、活胃散、舒肝丸、牛黄清胃丸、橘半枳术丸、香砂六君子丸。按说明书服用。

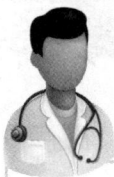

注意事项

1. 注意饮食卫生，饮食不宜过饱，不要乱食生冷、肥腻、煎炒、烧烤食物。
2. 呕吐时应将患儿头置侧卧位，避免呕吐物呛入气管。呕吐频繁者，应予禁食，待病情缓解后，酌情增加饮食。
3. 呕吐进药困难者，宜将药液浓缩，少量多次喂服。

腹痛

　　小儿腹痛是小儿常见症状之一，可发生在许多疾病之中。多以脐腹疼痛为主，排除外科疾病的腹痛，一般见于以下情况：感受寒邪者见腹痛阵作，遇冷加重，得温则舒，伴面色苍白，四肢不温；乳食积滞者见腹痛，按之更甚，伴口气秽臭，不欲食，大便酸臭，或腹痛欲泻，泻后痛减；虚寒腹痛者见腹痛隐隐，痛处喜按，得温则舒，得食则缓，伴形寒肢冷。

简易疗法

【穴位按摩】

　　患儿仰卧，医者用拇指按揉腹部中脘、天枢（脐旁2寸），上肢内关（掌面腕横纹中点上2寸，图34）、合谷，下肢足三里、三阴交各2分钟左右；然后改俯卧位，用拇指依次按揉脾俞（第11胸椎下旁开1.5寸）、胃俞（第12胸椎下旁开1.5寸）等穴2～3分钟，以局部酸胀为

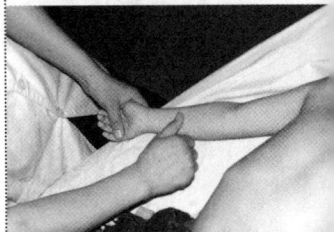

图34

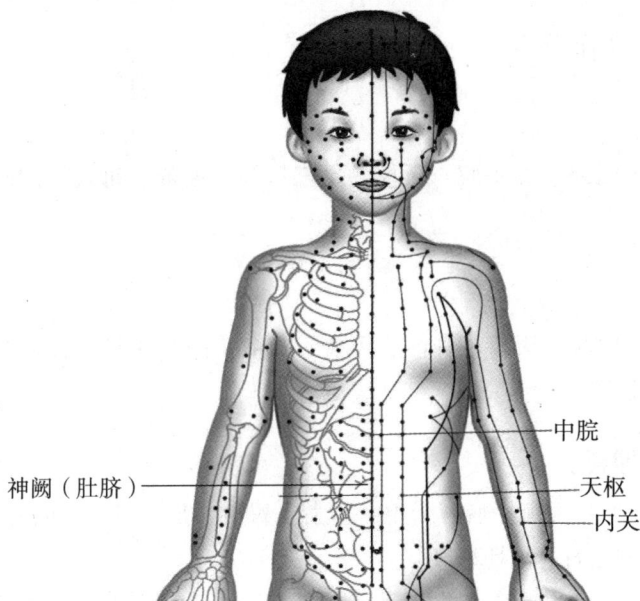

中脘

神阙（肚脐）

天枢

内关

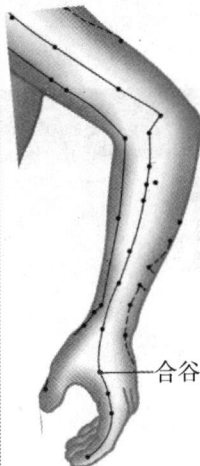

合谷

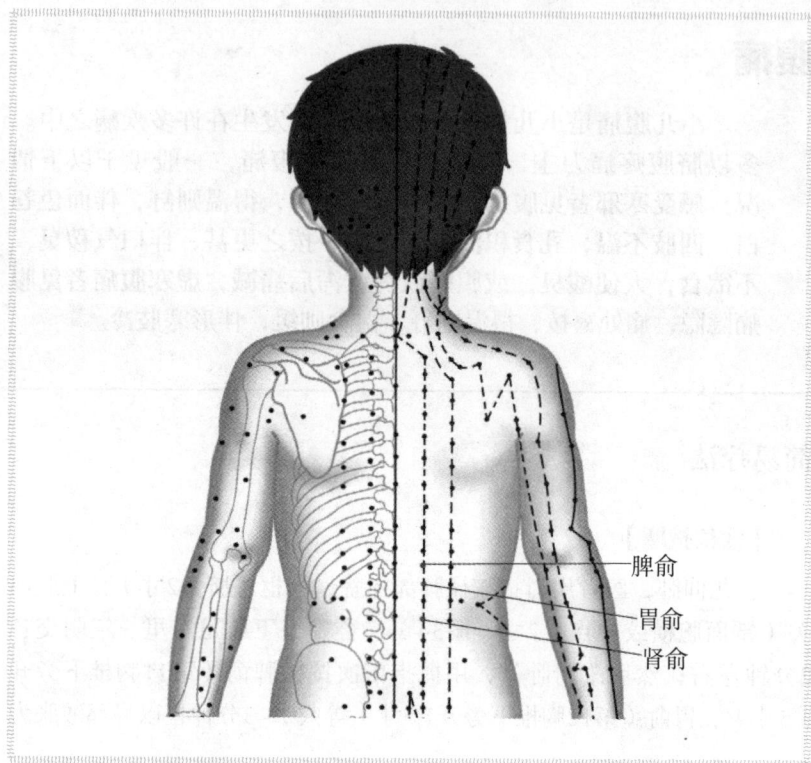

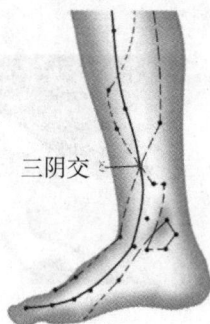

三阴交

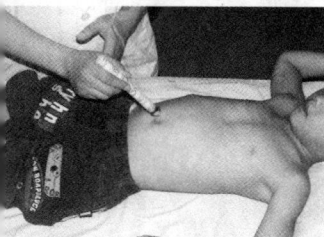

图35

脾俞

胃俞

肾俞

度，微微出汗为佳。

【艾灸】

在肚脐（图35）、中脘、天枢、足三里等穴温灸，每穴3分钟左右，每日1次。

【拔罐】

在肚脐、中脘、天枢、脾俞、胃俞、肾俞（图36）等穴拔罐5～10分钟，每日1次。

【皮肤针叩刺】

用无菌皮肤针叩刺中脘、天枢、脾俞、胃俞、足三里、三阴交等穴，每穴1分钟左右。每日2次。

【单方验方】

1. 生山楂20克，灯心草5克。水煎服，每日2次。
2. 艾叶5克，香附9克，肉桂2克。水煎代茶。

【饮食疗法】

1. 馒头烤焦，压成细粉，加糖适量，每次温开水送服5～10克。
2. 生姜、红糖各适量，煎浓汁温服，每日2次。

【常用中成药】

理中丸、保和丸、养脏散、大山楂丸、香砂平胃散。按说明书服用。

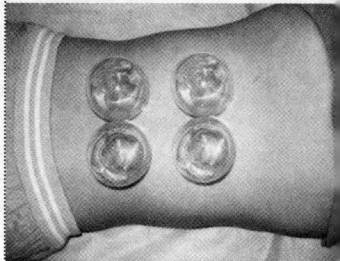

图36

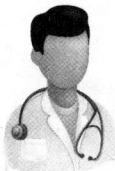

注意事项

1. 注意饮食卫生，忌进食生冷不洁食物，不暴饮暴食。
2. 注意腹部保暖，避免受凉。

15 腹泻

　　小儿腹泻是指大便次数增多，粪便稀薄或水样，每日3~
5次，甚则10余次。多见于6个月至2岁婴幼儿，本病一年四季均
可发生，但以夏秋季节多见。

　　伤食泻见腹痛腹泻，泻后痛减，泻下物酸臭难闻，不思乳
食，夜卧不安；湿热泻见腹痛腹泻，泻下稀水样或黄色带黏液
样便，臭味难闻，肛门灼热发红，伴发热，口渴引饮；风寒泻
见腹痛肠鸣，泻下大便清稀如泡沫，腹部喜按喜暖，伴鼻塞，
微恶风寒；脾虚泻见大便稀薄，色淡不臭，多于食后作泻，乳
食不化，反复发作，伴面色萎黄，食少，神疲乏力。

简易疗法

【穴位按摩】

　1.患儿仰卧，医者用拇指按揉腹部中脘、天枢（脐旁2寸）、关元

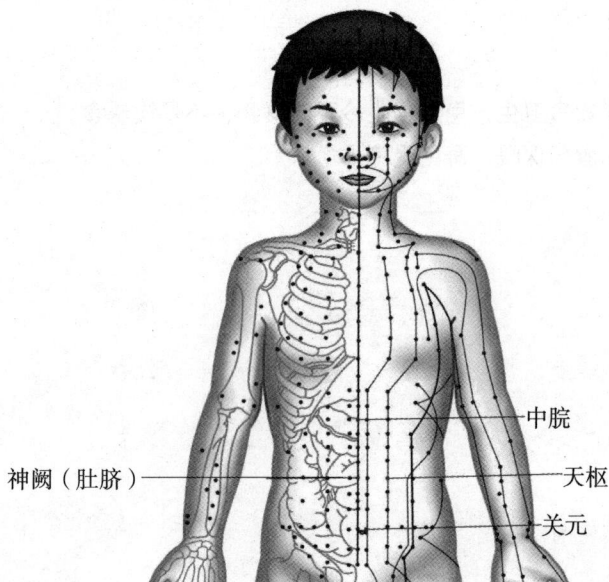

神阙（肚脐）———　　　　　　　　　———中脘
　　　　　　　　　　　　　　　　　———天枢
　　　　　　　　　　　　　　　　　———关元

大椎

脾俞
胃俞
大肠俞

阴陵泉

三阴交

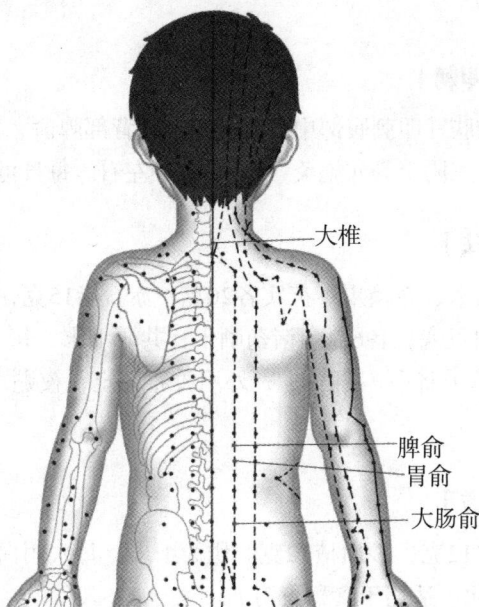

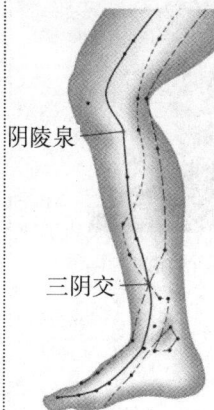

（脐下3寸），下肢足三里、三阴交（内踝高点上3寸）、阴陵泉（膝关节内下方高骨下凹陷中）等穴各2～3分钟。

2. 捏脊：　患儿俯卧，裸露其腰背部。施术者双手拇指与示指作捏物状手型，自患儿腰骶部开始向上捏捻，每向前捏捻3下，用力向上提1下，尤其是在脾俞（第11胸椎下旁开1.5寸）、胃俞（第12胸椎下旁开1.5寸）、大肠俞（第4腰椎下旁开1.5寸）三穴时要重点提拉，直到大椎穴旁为止（图23）。每从下向上捏捻1遍，随后以示指、中指和无名指指端沿脊柱两侧向下梳抹1遍。

【艾灸】

在腹部中脘、肚脐、天枢（图37），腰背部脾俞、胃俞，下肢足三里、三阴交等穴施灸，每穴3分钟左右，每日1次。

【拔罐】

患儿俯卧，从背部第11胸椎两旁向下涂适量的润滑油，选用适当大小的火罐，用闪火法拔于脾俞穴，然后手扶罐底部沿脊椎两侧向下推

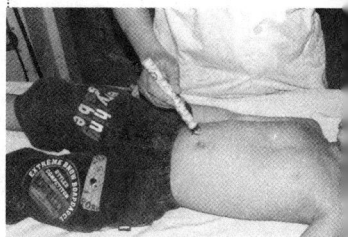

图37

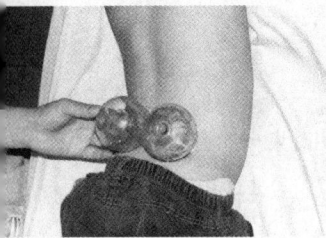

拉至大肠俞（第4腰椎下旁开1.5寸，图38），至皮肤出现红色为止并起罐。隔日1次。

图38

【皮肤针叩刺】

用无菌皮肤针叩刺腹部中脘、天枢，腰背部脾俞、胃俞，下肢足三里、阴陵泉、三阴交等穴施灸，每穴1分钟左右。每日可1～2次。

【敷贴疗法】

苍术、白术、石榴皮、芡实各20克，赤石脂15克，木香8克，白胡椒、荜拨、白豆蔻仁各6克。诸药晒干，共研细末，每取适量，用姜汁调成糊状，填于脐中（图33），外用胶布固定，夜贴晨取。每日换药1次。

【单方验方】

1. 炒神曲12克，炒山楂12克。研为细末，每次用白糖水冲服3克，每日2次（适用于食积腹泻）。
2. 小蒜40克（切碎），生鸡蛋2个（打散）。煎鸡蛋吃（不放盐），适用于风寒泻。
3. 马齿苋10克，铁苋菜9克，地锦草10克。水煎，每日分3次服（适用于湿热腹泻）。
4. 石榴皮9克，水煎加红糖少许内服，每日3次（适用于脾虚久泻）。

【饮食疗法】

1. 山楂5枚，藕粉适量。山楂煮后去皮及核，冲藕粉拌匀食用。
2. 茶叶、红糖各15克。先将茶叶放锅内加水浓煎，再放红糖熬至发黑，即可饮用。
3. 鸡蛋1个，艾叶2克。共煮约10分钟，吃鸡蛋。早、晚各1次。

【常用中成药】

小儿泻痢片、小儿健脾丸、保和丸、香连丸、参苓白术散、藿香正气丸、小儿泻速停颗粒等。按说明书服用。

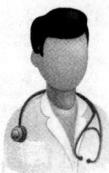

注意事项

1. 合理喂养，尽量母乳喂养，避免夏季断奶，逐渐添加辅食。
2. 注意卫生，保持奶具、食具、玩具的定期消毒，饭前便后要洗手。
3. 注意气候变化，避免过热或受凉，居室要通风。

16

积滞

　　积滞，是指小儿进食不规律，没有节制，使食物停积于胃，所导致消化不良的一种脾胃病症。临床表现以不想进食，进食后不消化，腹部胀满，大便不规律为特征。

　　乳食内积：乳积者见呕吐乳片，口中有乳酸味，不欲吮乳，腹满胀痛，大便酸臭或便秘；食积者见呕吐酸馊食物残渣，腹部胀痛拒按，烦躁啼哭，夜卧不安，食欲不振，小便短黄或如米泔；脾虚夹积证见面色苍黄，形体消瘦，疲倦乏力，夜卧不安，不思乳食，食则饱胀，腹部喜按，大便稀溏酸腥，夹有乳片或不消化食物残渣。

简易疗法

【穴位按摩】

1.揉板门：以拇指端或中指端揉手掌大鱼际平面100次。

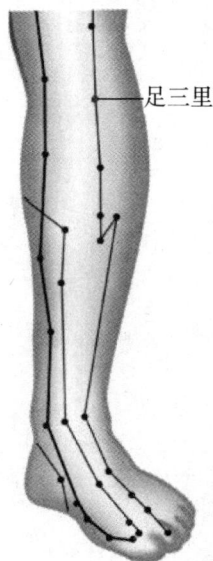

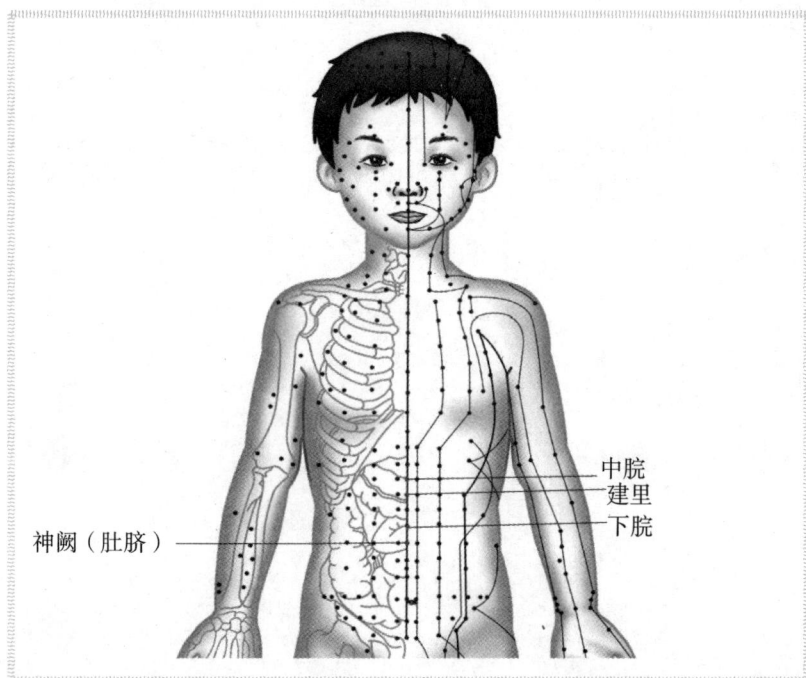

足三里

中脘
建里
下脘

神阙（肚脐）

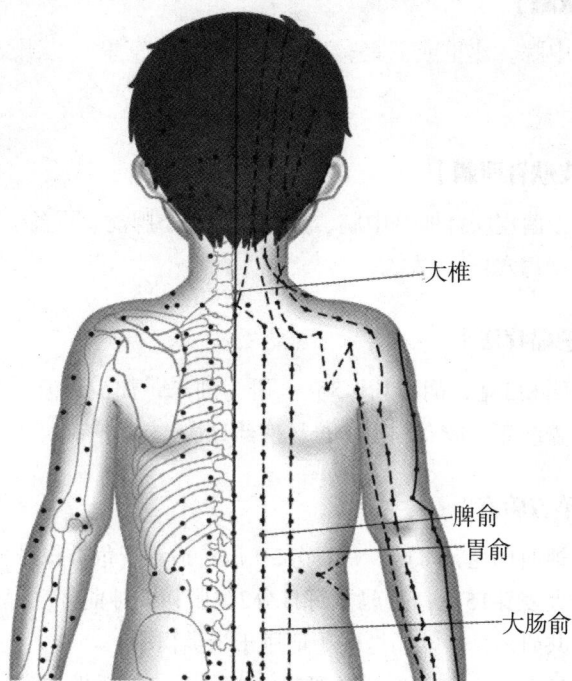

大椎

脾俞
胃俞

大肠俞

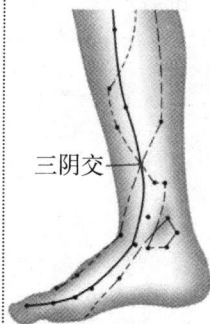

三阴交

2. 用拇指端按揉中脘（脐上4寸）、足三里（外膝眼下3寸，见图39）约100下。

3. 捏脊：用双手拇指和示指两指从尾骶骨开始捏住脊柱两旁的皮肉，双手交替向上移动，在经过大肠俞（第4腰椎下旁开1.5寸）、胃俞（第12胸椎下旁开1.5寸）、脾俞（第11胸椎下旁开1.5寸）的时候用力提拿皮肤5~7下，直至大椎穴两旁，反复操作3~5遍（图40）。

3. 乳食内积者加清大肠：施术者用拇指指腹自患儿虎口处沿示指桡侧缘推至指甲边缘约100次。

4. 脾虚夹积者加补脾经：施术者用拇指指腹自患儿拇指尖桡侧直推至指根近大鱼际边缘约5分钟（图41）。

【艾灸】

用艾条灸中脘、建里（脐上3寸）或下脘（脐上2寸）、脾俞、胃俞、足三里、三阴交等穴，每穴1分钟左右。

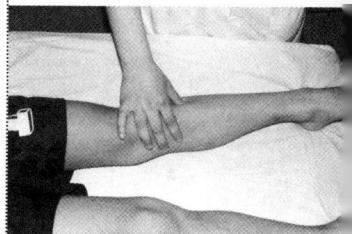

图 39

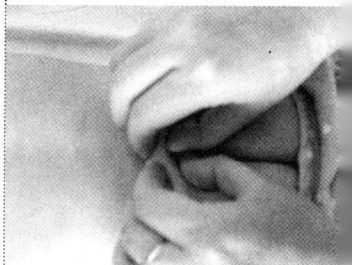

图 40

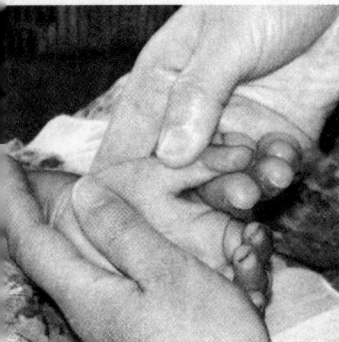

图 41

【拔罐】

在中脘、建里或下脘、脾俞、胃俞、足三里、三阴交等穴拔罐5～10分钟。

【皮肤针叩刺】

用无菌皮肤针叩刺中脘、建里或下脘、脾俞、胃俞、足三里、三阴交等穴，每穴1分钟左右。

【敷贴疗法】

玄明粉3克，胡椒粉0.5克。研为细末，加少许麻油拌匀，置于肚脐，外盖纱布，胶布固定。每日换药1次。

【单方验方】

1. 神曲10克，水煎，每日分2次服（适用于鱼类积滞）。

2. 大麦芽15克，水煎，每日分2次服；或神曲9克，炒广木香3克。共研末，淡盐汤送服（适用于米类积滞）。

3. 桃仁、杏仁、栀子各等份。共研末，加胡椒少许。每次取2克，用葱白10克、白酒数滴，共捣烂敷贴两脚心。每日1次（用于积滞化热证）。

4. 酒糟100克，入锅内炒热，装于2个布袋中，交替置腹部热熨，每次2～3小时（用于脾虚积滞证）。

【饮食疗法】

1. 黄豆（浸泡至软）、山楂（去核、切碎）各30克，粳米50克，白糖适量。黄豆、粳米先煮，待八成熟时加入山楂，再煮至熟，调入白糖食用。

2. 白扁豆25克，粳米50克，白糖适量。将白扁豆用文火炒至微黄，再与粳米一同煮粥，调入白糖食用。

3. 赤小豆50克（浸泡至软），陈皮8克，粳米80克。一同煮粥。

【常用中成药】

小儿消食片、化积口服液、健胃消食丸、消乳丸、保和丸、枳实导滞丸、小儿香橘丸、健儿散、健脾丸、健儿消食口服液、儿康宁糖浆、儿宝颗粒。按说明书服用。

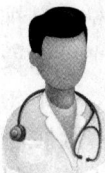

注意事项

1. 调节饮食，合理喂养，不宜过饥、过饱。尽量选择易消化和富含营养的食品。
2. 积滞轻症，一般可自愈，重症要及时治疗，失治误治易导致疳证。

17 疳证

疳证，是指小儿由于喂养不当或病后失调导致的一种慢性病症，多见于5岁以下的婴幼儿。以形体消瘦、面黄发枯、精神萎靡、饮食异常（有异食现象，如喜吃沙石、煤渣等）、大便不调等为特征。

积滞伤脾型见形体消瘦，面色萎黄，多食善饥，肚腹稍膨，易怒易哭；虫积者见形体消瘦，毛发稀疏，面黄无华，嗜食异物，腹胀，腹部青筋显露；气血两虚型见骨瘦如柴、头大颈细、毛发焦悴、面色白、捏腹部凹陷如舟、精神萎靡、目无光彩、哭声无力、饮食懒进等症。

简易疗法

【穴位按摩】

1. 以拇指掐压手指上的四缝穴（大拇指以外的四指掌面第2个指节正中），每节掐按半分钟；然后再分别按压足三里穴1分钟。
2. 补脾经：施术者用拇指指腹自患儿拇指尖桡侧直推至指根近大鱼际边缘约5分钟（图41）。
3. 清胃经：施术者用拇指指腹自患儿掌根大鱼际边缘推至拇指指甲边缘约300次（图42）。
4. 捏脊：沿背部脊柱两侧由下而上用拇指、示指捏夹脊穴3～5遍。

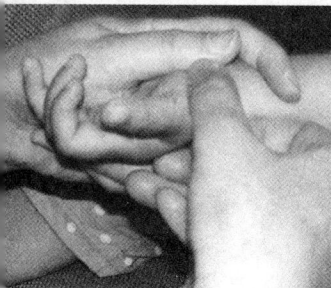

图42

【艾灸】

同"积滞"。

【拔罐】

同"积滞"。

【皮肤针叩刺】

同"积滞"。

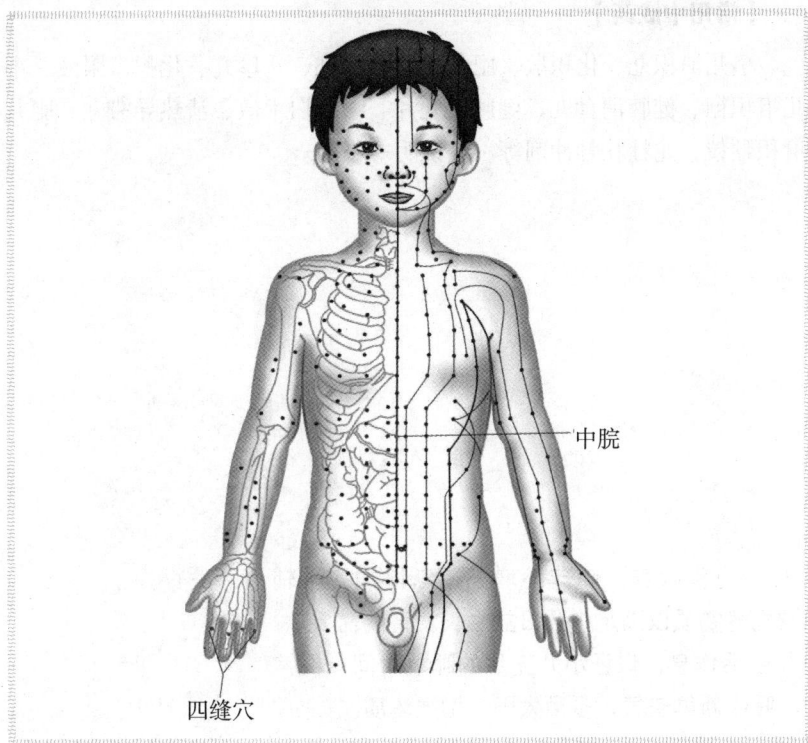

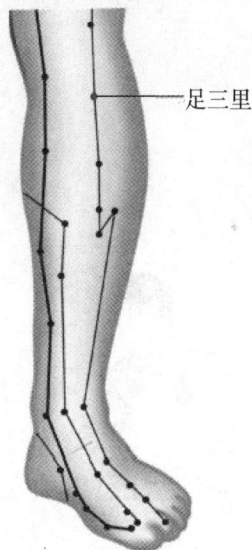

中脘

四缝穴

足三里

图43

【敷贴疗法】

鳖甲120克（研末），苋菜240克。共捣烂，调成糊状，敷中脘穴（图43），外用纱布胶布固定，隔日换药1次。

【单方验方】

1. 鸡内金5克，研末，温开水冲服，每日2次（适宜于食积）。
2. 苦楝皮6克，焙成灰，研末，煎鸡蛋，空腹食用（适宜于虫积）。
3. 炒山楂肉30克，广木香8克，槟榔6克。共研细末，加红糖拌匀，温开水调服。每日1次（适宜于食积、虫积）。

【饮食疗法】

1. 金不换草20克，豆腐适量。共炖20分钟食用。
2. 炒扁豆15克，山药30克，大米50克。煮粥服食。

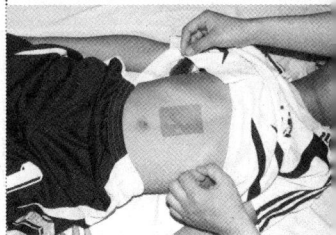

【常用中成药】

小儿消积丸、化积散、肥儿散、肥儿丸、八珍丸、化积口服液、小儿疳积糖、健脾消食丸、健脾康儿片、参苓白术散、清热导滞丸、肥儿疳积颗粒、龙牡壮骨冲剂等。按说明书服用。

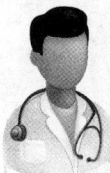

注意事项

1. 合理喂养，提倡母乳喂养。随年龄增长逐渐增加各种辅食，提供多种营养物质以满足小儿日益生长发育的需要。
2. 合理安排小儿生活作息，保证小儿充足的睡眠时间，经常去户外活动，呼吸新鲜空气，多晒太阳，增强体质。

便秘

　　便秘是指大便秘结、排便周期或时间延长，或虽有便意但排便困难的病症。可见于多种急、慢性疾病中。临床分为实证便秘和虚证便秘两种。实证便秘者见大便干结，面赤身热，口臭唇赤，小便短赤，胸胁痞满，纳食减少，腹部胀痛；虚证便秘者见面色㿠白无华，形瘦乏力，神疲气怯，大便努挣难下。

18

简易疗法

【穴位按摩】

1. 实证

① 清大肠：施术者用拇指指腹自患儿虎口处沿示指桡侧缘推至指甲边缘约100次；

② 退六腑：用示、中两指指腹自前臂肘横纹尺侧端直推至腕横纹尺侧端约300次；

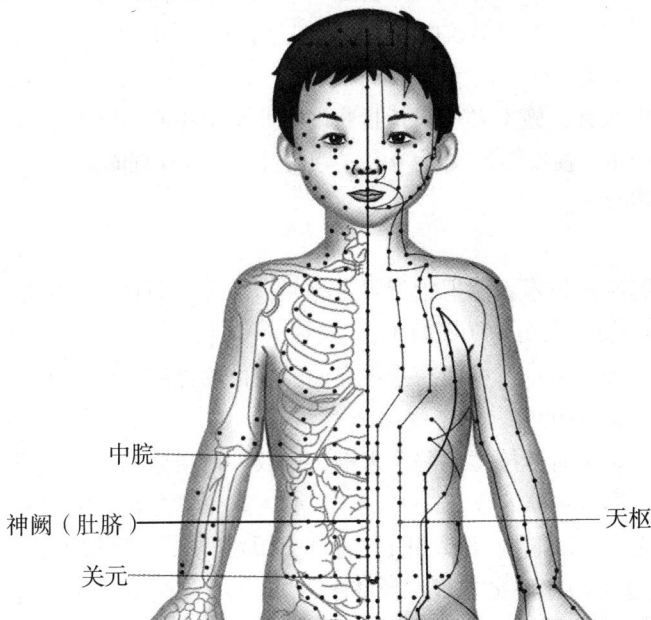

中脘

神阙（肚脐）

关元

天枢

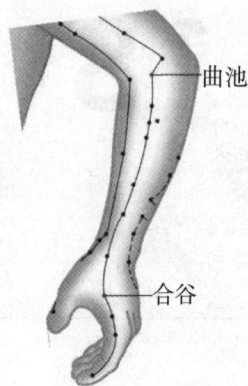

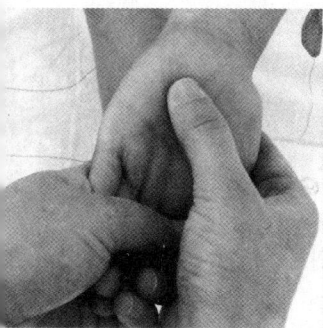

曲池

合谷

图44

三阴交

脾俞
胃俞

肾俞

大肠俞
支沟

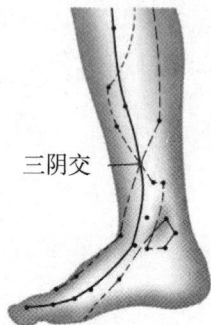

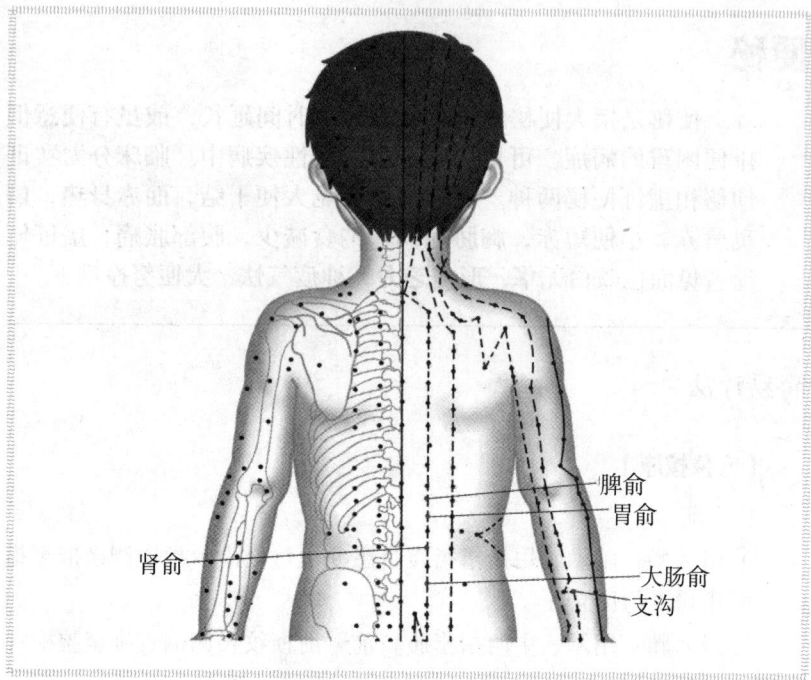

③用掌跟顺时针按揉中脘（脐上4寸）、天枢（脐旁2寸）穴，点压支沟穴（腕背横纹中点上3寸）、合谷（手虎口）、曲池（屈肘，肘关节拇指侧纹头端）；

④运内八卦：施术者用拇指指腹以小儿手掌中心为圆心，以圆心至中指根横纹约2/3处为半径，顺时针方向运揉划圈旋揉约100次（图44）。

2. 虚证

①补脾经：施术者用拇指指腹自患儿拇指尖桡侧直推至指根近大鱼际边缘约5分钟（图41）；

②推三关：用示、中两指指腹自前臂腕横纹桡侧端直推至肘横纹桡侧端约300次。

③用掌跟顺时针按揉中脘、天枢，用双手拇指分别按揉腰背部脾俞（第11胸椎下旁开1.5寸）、胃俞（第12胸椎下旁开1.5寸）、肾俞（第2腰椎下旁开1.5寸）、大肠俞（第4腰椎下旁开1.5寸）、双侧足三里（外膝眼下3寸）、三阴交（内踝高点上3寸）1～2分钟。

【艾灸】

用艾条温和灸肚脐、天枢、关元（脐下3寸）、足三里、三阴交、脾俞、胃俞、大肠俞、肾俞，每穴灸5分钟，每日1次。

【拔罐】

在腹部中脘、肚脐、天枢、关元，腰背部脾俞、胃俞、肾俞、大肠俞等穴拔罐5～10分钟。每日1次。

【皮肤针叩刺】

用无菌皮肤针叩刺腹部中脘、天枢、关元，腰背部脾俞、胃俞、肾俞、大肠俞，上肢曲池、合谷、支沟（腕背横纹中点上3寸），下肢足三里、三阴交等穴，每穴1分钟左右。每日1次。

【敷贴疗法】

生大黄9克，芒硝4克，厚朴、枳实、猪牙皂各2克，冰片1克。共研细末，每取2克，加蜂蜜调成膏状，敷贴于肚脐，外用胶布固定，每2～3日换药1次。

【单方验方】

1. 青菜汁，炖熟温服，每次半碗。每日1～2次。

2. 红萝卜捣汁，加糖调服。每日1次。

3. 炒莱菔子3克，皂荚末1克。研细末，温开水送服。每日1次。

【饮食疗法】

1. 黄豆皮8克，水煎，每日分2次服。

2. 芝麻10克，核桃肉10克，松子8克。共捣烂，每日早晚空腹时加蜂蜜调服。

【常用中成药】

麻仁丸、润肠丸。按说明书服用。

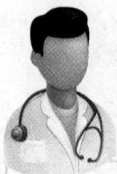

注意事项

1. 平时适当多吃新鲜蔬菜、水果。
2. 进行适当体育活动，养成定时排便的习惯。

脱肛

脱肛是指肛管、直肠向外翻出而脱垂于肛门之外的一种病症，多见于1～3岁的小儿。大肠结热证见肛门胀痛、局部红肿灼热、大便干燥；气虚下陷证见肛门坠胀、局部淡红、面色萎黄、形体消瘦、食欲不振。若脱肛日久不复位，会导致组织坏死。

简易疗法

【穴位按摩】

1. 大肠结热证：

① 清补脾经：施术者用拇指指腹自患儿拇指尖桡侧直推至指根近大鱼际边缘，来回推约300次（图41）。

② 清大肠：施术者用拇指指腹自患儿虎口处沿示指桡侧缘推至指甲边缘约300次。

③ 清小肠：用拇指桡侧端自小指指根尺侧直推至指尖约100次（图45）。

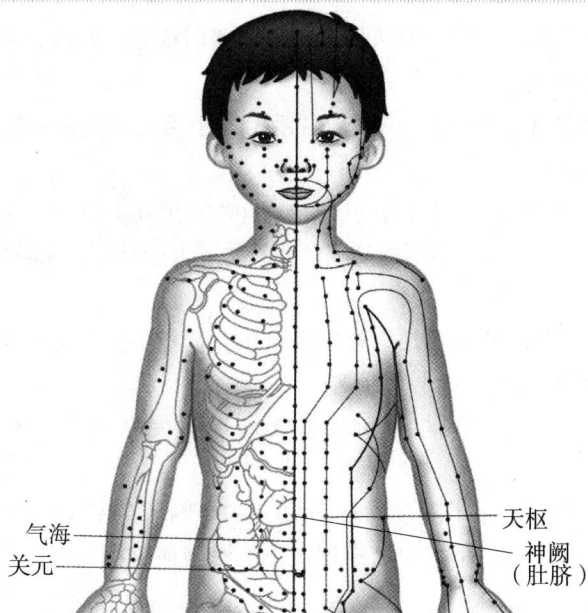

气海
关元
天枢
神阙
（肚脐）

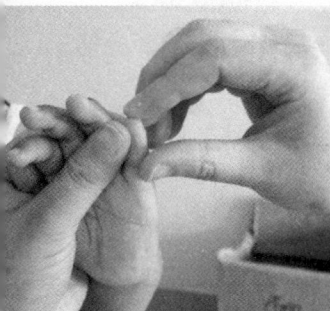

图 45

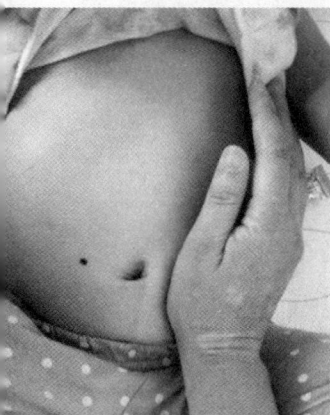

图 46

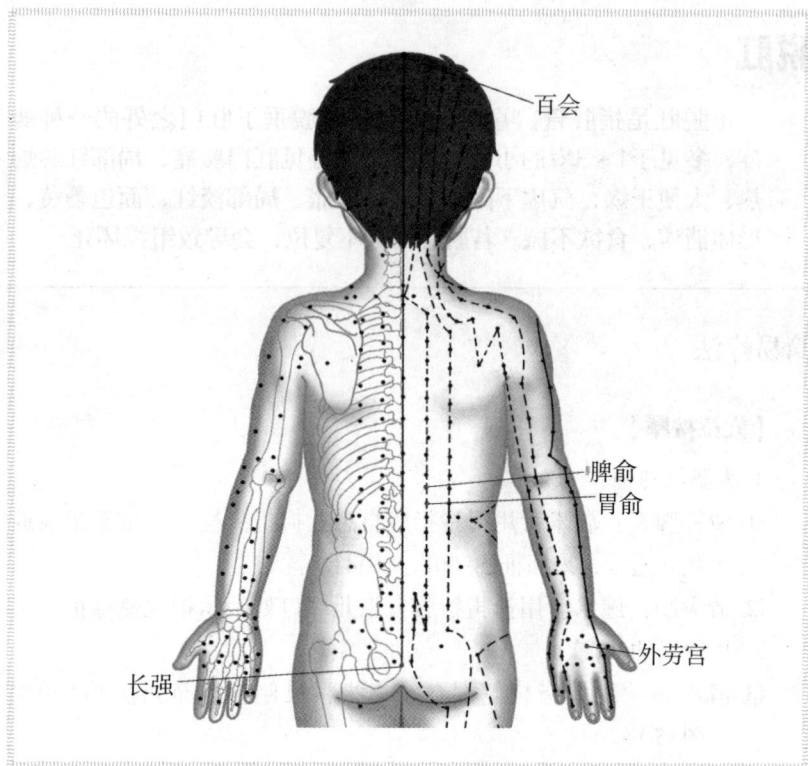

④ 退六腑：用示、中两指指腹自前臂肘横纹尺侧端直推至腕横纹尺侧端约300次。

⑤ 揉天枢（脐旁2寸）：用右手示、中两指分别按揉左右天枢约100次。

⑥ 用右手掌面顺时针方向摩腹约100次（图46）。

⑦ 推下七节骨：用拇指指腹自命门向下直推至尾椎骨端约100次。

2. 气虚下陷证

① 补脾经：施术者用拇指指腹自患儿拇指尖桡侧直推至指根近大鱼际边缘约5分钟（图41）。

② 补肺经：用拇指桡侧面自无名指指尖推至掌面末节横纹约300次。

③ 补大肠：用拇指桡侧面自示指指尖桡侧缘直推至虎口约100次。

④ 推三关：用示、中两指指腹自前臂腕横纹桡侧端直推至肘横纹桡侧端约300次。

⑤揉外劳宫（手背，中指与无名指掌骨之间）：用示指或中指端揉约300次（图47）。

⑥揉龟尾（尾椎骨端）：用示指或中指端揉约100次。

⑦推上七节骨：用拇指腹自尾椎骨端向上直推至命门（第2腰椎下凹陷）约100次。

【艾灸】

用艾条灸头顶百会（入前发际5寸，图48），腹部肚脐、关元（脐下3寸）、气海（脐下1.5寸），腰背部脾俞（第11胸椎下旁开1.5寸）、尾椎骨端长强穴，每穴灸5分钟，以局部红润为度。每日可灸2次。

【拔罐】

在肚脐、关元、气海、脾俞、胃俞等穴拔罐5～10分钟。

【皮肤针叩刺】

用无菌皮肤针叩刺百会、关元、气海、脾俞、胃俞、足三里等穴，每穴1分钟左右。

【敷贴疗法】

1. 鳖头1个（焙干），枳壳10克，升麻、五倍子各5克。研末，用米醋调成糊状，涂满肚脐，外盖纱布固定。每2日换药1次。

2. 生黄芪15克，党参8克，升麻、柴胡各4克。研末，每取5克，以食醋调匀敷肚脐，外盖纱布固定。每日换药1次。

【单方验方】

1. 生芪9克，五倍子6克，升麻3克。水煎，每日分2次服（适用于气虚下陷证）。

2. 生地8克，黄芩9克，沙参、麦冬、厚朴、乌梅、白芍、黄连、当归、枳壳各5克。水煎，每日分2次服（适用于大肠结热证）。

3. 补骨脂9克，乌梅、五倍子各5克。水煎，先熏后洗，待温坐浴。每日1次。

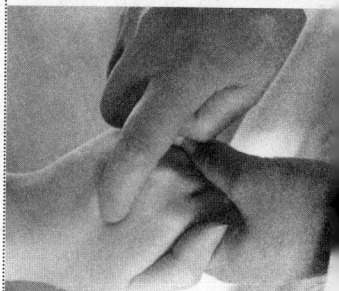

图47

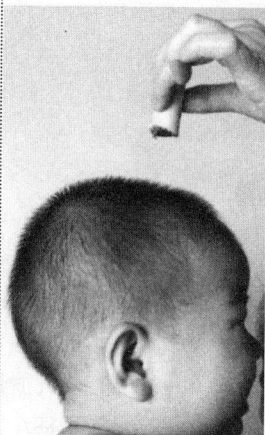

图48

【饮食疗法】

1. 黄芪10克，党参8克，大枣5枚，大米50克。前三味水煎取汁，煮大米粥，调入白糖服食（适用于气虚下陷证）。
2. 干黄花菜15克，干木耳10克。分别泡发洗净，水煮1小时，调入白糖，分多次饮服（适用于大肠结热证）。

【常用中成药】

补中益气丸、黄芪颗粒、地榆槐角丸、牛黄清胃丸、当归龙荟片。按说明书服用。

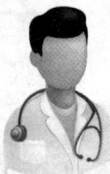

注意事项

1. 小儿脱肛后，要积极治疗，防止病情加重。
2. 患病小儿避免剧烈活动及久立久站。
3. 积极治疗便秘、咳嗽等病症，防止腹腔压力过高加重病情。

肥胖症

肥胖症是因热量摄入超过消耗，引起体内脂肪过度积聚的营养障碍性疾病。胃热湿阻证见体肥健壮、面赤唇红、多食易饥；脾虚湿阻证见体肥不实、倦怠乏力、肢体困重、饮食不香；气滞血瘀证见形体肥胖、面色黧黑、烦躁易怒等症。

20

简易疗法

【穴位按摩】

1. 胃热湿阻证

① 清胃经：施术者用拇指指腹自患儿掌根大鱼际边缘推至拇指指甲边缘约300次（图42）。

② 清补脾经：施术者用拇指指腹自患儿拇指尖桡侧直推至指根近大鱼际边缘，来回推约100次（图41）。

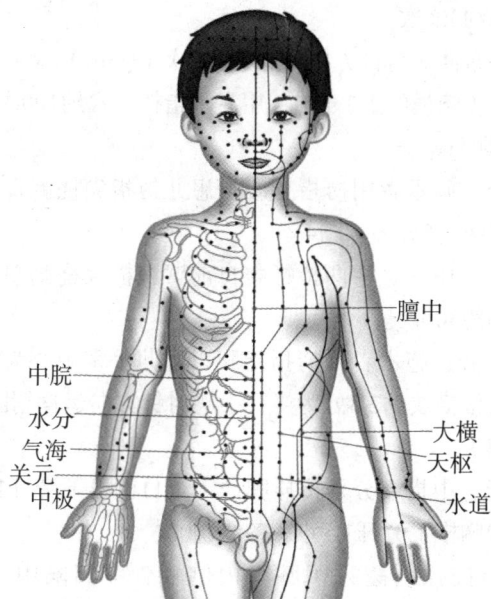

膻中
中脘
水分
气海
关元
中极
大横
天枢
水道

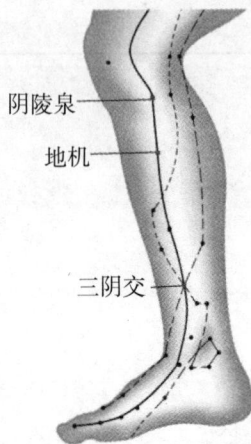

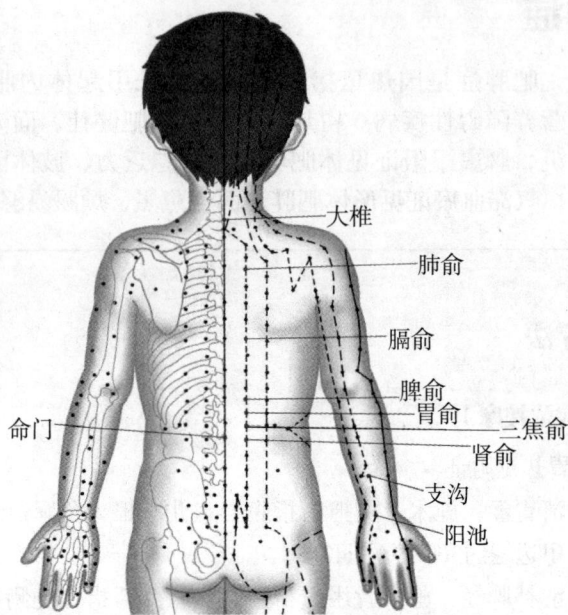

③退六腑：用示、中两指指腹自前臂肘横纹尺侧端直推至腕横纹尺侧端约300次。

④用右手掌面顺时针方向摩腹约100次（图46）。

⑤揉支沟（腕横纹上3寸）：用右手指按揉穴约100次。

2. 脾虚湿阻证

①补脾经：施术者用拇指指腹自患儿拇指尖桡侧直推至指根近大鱼际边缘约5分钟（图41）。

②推三关：用示、中两指指腹自前臂腕横纹桡侧端直推至肘横纹桡侧端约300次。

③运内八卦：施术者用拇指指腹以小儿手掌中心为圆心，以圆心至中指根横纹约2/3处为半径，顺时针方向运揉划圈旋揉约300次（图44）。

④用示指、中指端分别按揉脾俞（第11胸椎下旁开1.5寸）、胃俞（第12胸椎下旁开1.5寸）各约100次。

⑤用拇指按揉阴陵泉（膝下内侧辅骨下凹陷中）、足三里各50次。

3.气滞血瘀证

① 运内八卦：施术者用拇指指腹以小儿手掌中心为圆心，以圆心至中指根横纹约2/3处为半径，顺时针方向运揉划圈旋揉约300次（图44）。

② 清肝经：施术者用拇指指腹自患儿掌面示指指掌关节横纹推至指端约100次（图49）。

③ 分推膻中（两乳头连线中点）：用双手拇指桡侧面自膻中穴向左右分推至乳头约50次。

④ 用右手示指、中指端分别按揉脾俞、胃俞、膈俞（第7胸椎下旁开1.5寸）各约50次。

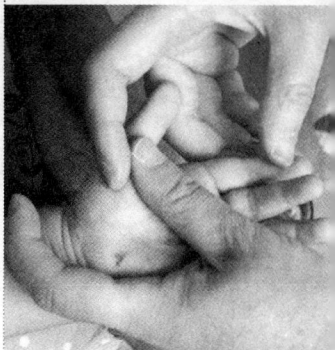

图49

【艾灸】

用艾条灸大椎（第7颈椎下，图50）、脾俞（第11胸椎下旁开1.5寸）、三焦俞（第1腰椎下旁开1.5寸）、命门（第2腰椎下）、肾俞（第2腰椎下旁开1.5寸）、阳池（腕背横纹中点靠尺骨小头）、地机（膝关节内下方高骨下3寸）、三阴交（内踝高点直上3寸）等穴，每穴灸5分钟，以局部皮肤潮红为度。每日1次。

【拔罐】

在腹部中脘（脐上4寸）、天枢（脐旁2寸）、水道（脐下3寸再旁开2寸），背部肺俞（第3胸椎下旁开1.5寸）、脾俞（第11胸椎下旁开1.5寸）、肾俞（第2腰椎下旁开1.5寸）拔罐5~10分钟。

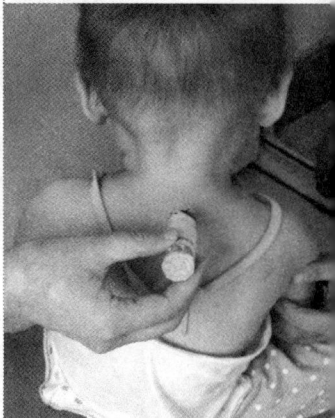

图50

【皮肤针叩刺】

用无菌皮肤针叩刺中脘、水分（脐上1寸）、天枢、大横（脐旁4寸）、气海（脐下1.5寸）、关元（脐下3寸）、中极（脐下4寸）、水道（关元旁开2寸），背部肺俞、脾俞、胃俞（第12胸椎下旁开1.5寸）、肾俞穴拔罐5~10分钟。

【单方验方】

1.黄芩、茯苓、生苡仁各9克，陈皮、半夏、胆南星各6克，黄连1克。水煎，每日分2次服（适用于胃热湿阻证）。

2.黄芪、白术各9克，防己、生姜、炙甘草各6克，大枣4枚。水煎，每日分服2次（适用于脾虚湿阻证）。

3. 白芍、枳壳各10克，柴胡、半夏、黄芩、川芎、元胡各6克，大黄（后下）、红花各3克。水煎，每日分2次服（适用于气滞血瘀型）。

【饮食疗法】

1. 黄芪、山楂、泽泻、荷叶各5克。开水冲泡代茶（适用于脾虚湿阻证）。

2. 冬瓜500克（去皮、切块），葱段、生姜片适量，鲜汤400毫升。小火炖熟，调味食用（适用于胃热湿阻证）。

3. 荷叶、山楂、川芎各5克，香附、柴胡各3克，玫瑰花、月季花各2克。开水冲泡代茶（适用于气滞血瘀证）。

【常用中成药】

减肥通圣片、轻身减肥片、藿香正气丸轻健胶囊。按说明书服用。

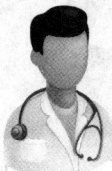

注意事项

1. 每周进行慢跑、游泳、踢球、跳绳等有氧运动3~4次，每次运动时间大于30分钟。

2. 合理饮食，高蛋白质、低脂肪，多粗纤维饮食。食物尽可能采取蒸、煮、凉拌的方式烹调。

神经性尿频

神经性尿频是以白天小便次数增多为主要表现的一种疾病，又称"白天尿频综合征"，多发于学龄前4～6岁的儿童。其特点是白天尿频，入睡后症状消失，尿量无增加，尿常规检查正常。

肾气不固证见尿频，伴面色㿠白、形寒肢冷、腰腿酸软；肺脾气虚证见尿频，伴面色萎黄、形瘦、食欲差、大便稀溏等。

简易疗法

【穴位按摩】

1. 补肾经：施术者用拇指指腹自患儿掌面小指指掌关节略偏尺侧的指根处推至指端约300次（图51）。
2. 揉小天心：施术者用拇指端按揉掌面大、小鱼际交界之凹陷中约100次（图52）。

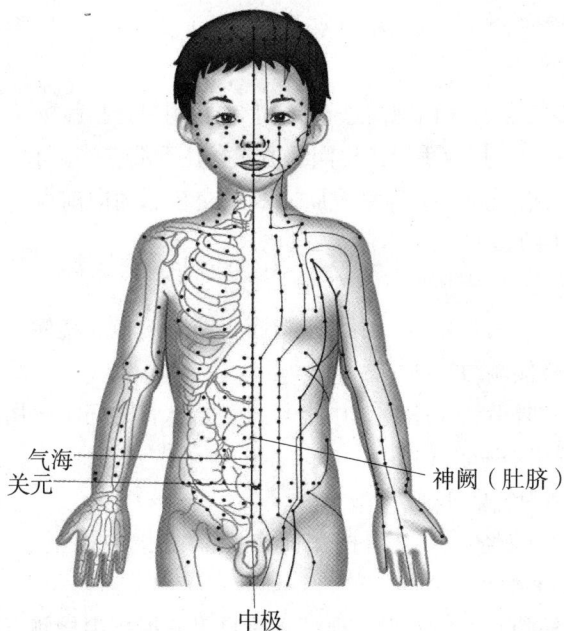

图 51

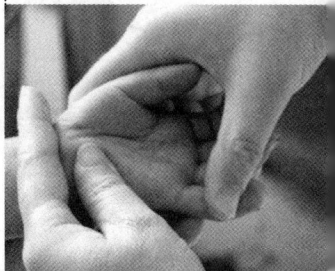

图 52

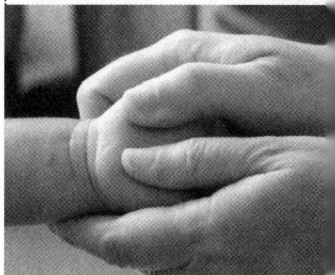

气海
关元
神阙（肚脐）
中极

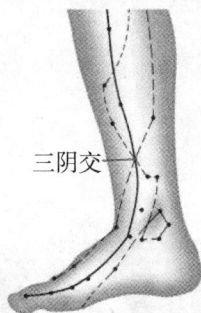

三阴交

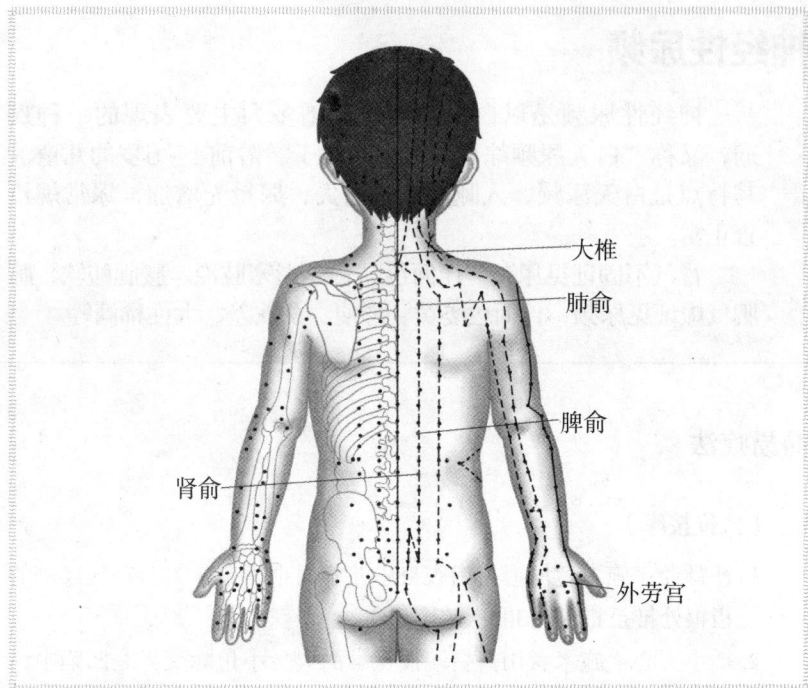

大椎

肺俞

脾俞

肾俞

外劳宫

3. 揉关元穴（脐中直下3寸）：用掌根揉约3分钟。

4. 揉肾俞（第2腰椎下旁开1.5寸）：用示、中指端分别按揉约100次。

5. 揉三阴交（内踝高点直上3寸）：用拇指指腹按揉约50次。

6. 捏脊：用双手拇指桡侧缘顶住脊柱下端皮肤，示、中两指前按，三指同时用力提拿皮肤，双手交替捻动向前直至大椎穴3～5遍（图40）。

7. 肾气不固证加

① 推三关：用示、中两指指腹自前臂腕横纹桡侧端直推至肘横纹桡侧端约300次。

② 揉外劳宫（手背，中指与无名指掌骨之间）：用示指或中指端揉约300次（图47）。

8. 肺脾气虚证加

① 补肺经：用拇指桡侧面自无名指指尖推至掌面末节横纹约300次。

② 补脾经：施术者用拇指指腹自患儿拇指尖桡侧直推至指根近大

鱼际边缘约5分钟（图41）。

【艾灸】

用艾条先灸腰背部脾俞（第11胸椎下旁开1.5寸）、肾俞（第2腰椎下旁开1.5寸），再灸关元（脐下3寸）、气海（脐下1.5寸，图53）、三阴交穴，每穴灸5分钟，至皮肤稍呈红润为度。每日1次。

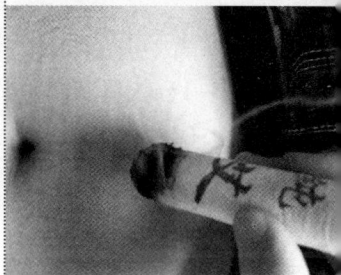

图 53

【拔罐】

在腹部关元，腰背部肺俞、脾俞、肾俞等穴拔罐5～10分钟。

【皮肤针叩刺】

用无菌皮肤针叩刺关元、气海、中极、肺俞、脾俞、肾俞、足三里、三阴交等穴，每穴1分钟左右，至皮肤发红为度。

【敷贴疗法】

丁香、吴茱萸、肉桂、五倍子各等分，研粉过80目筛，取3～5克，用黄酒调如糊状，贴敷肚脐，外用胶布固定。每日换药1次。

【单方验方】

1. 黄芪、山药各8克，桑螵蛸、益智仁各9克。研末，每次用温开水冲服2克。每日2次。
2. 党参、金樱子各8克，益智仁、补骨脂、菟丝子、山萸肉、黄芪各5克，升麻3克。水煎，每日分2次服。

【饮食疗法】

1. 金樱子10克，芡实15克，粳米30克。煮粥，加糖调味，分2次服。
2. 猪脬（膀胱）1只，炙黄芪10克。猪脬洗净，纳入黄芪、食盐少许，用线将口扎紧，小火蒸熟，趁热吃猪脬。每周1次。

【常用中成药】

缩泉丸、补中益气丸、金樱子糖浆。按说明书服用。

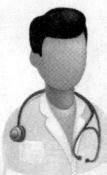

注意事项

1. 本病是由于精神、神经因素引起，非器质性病变，应对患儿进行适当的心理治疗。
2. 对孩子要多理解、有耐心，不可强行限制小便，应该把患儿的注意力吸引到有意义的活动当中去。
3. 适当鼓励患儿，当患儿排尿时间延长时，马上给予适当鼓励，会明显改善尿频症状。

遗尿

遗尿即"尿床"，是指3岁以上的小儿在睡眠中经常小便自遗、醒后方知的一种病症。轻者数夜一次，重者一夜数次。若迁延不愈，可使儿童精神抑郁，影响身心健康。

下元虚冷者见遗尿，一夜数遗，伴神疲乏力、肢凉怕冷、腰腿酸软、智力较差；肺脾气虚者见遗尿，量不多但次数频，伴少气懒言、面色萎黄、自汗、大便稀溏；肝经湿热者见遗尿，尿味腥臊难闻，伴性情急躁，或夜间梦语、磨牙、夜卧易惊等症。

简易疗法

【穴位按摩】

1. 患儿坐位，施术者用拇指或中指依次按压头顶百会（头顶正中入发际5寸）、四神聪（百会穴前后左右各1寸处），每穴2~3分钟。
2. 患儿仰卧，术者用拇指或中指依次按压下腹部关元（脐下

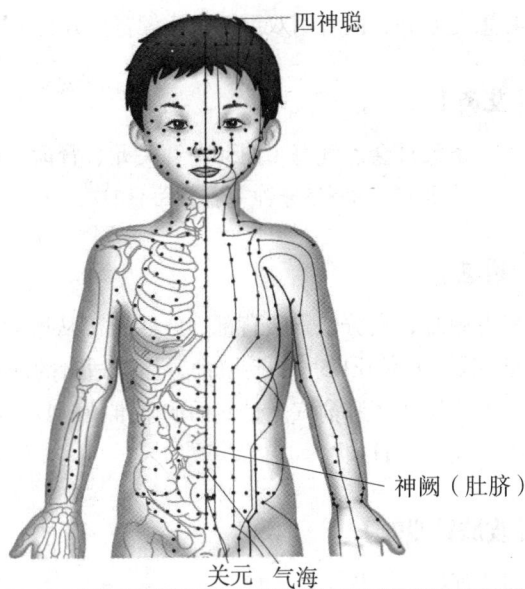

四神聪

神阙（肚脐）

关元　气海

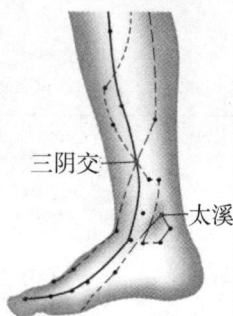

图中标注：百会、肺俞、肾俞、膀胱俞

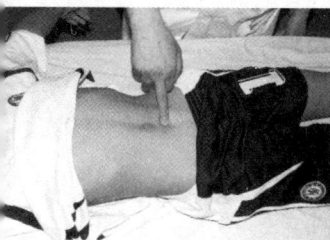

三阴交　太溪

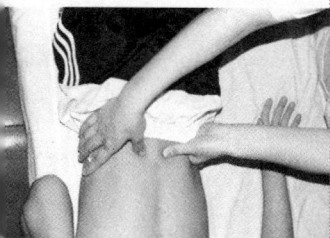

图54

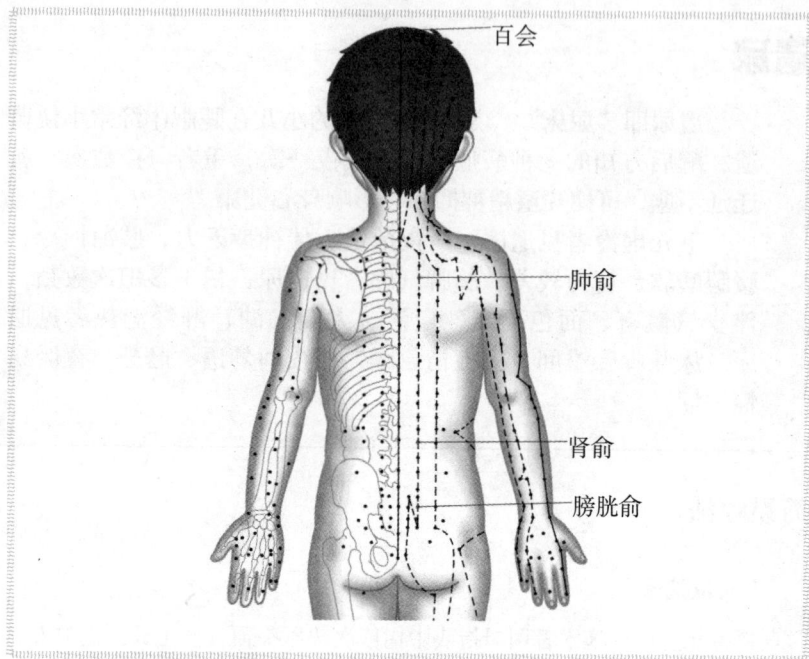

图55

3寸）、气海（脐下1.5寸，图54），每穴2~3分钟。

3. 用拇指或中指依次按压三阴交（足内踝高点上3寸）、太溪（足内踝高点与跟腱连线中点）等穴，每穴2分钟左右。

4. 患儿俯卧，医者用双手拇指按揉肾俞穴100次（图55）。

【艾灸】

用艾条灸百会、气海（图56）、关元、肾俞、膀胱俞、足三里、三阴交、太溪等穴。每穴5分钟左右，每日1次。

【拔罐】

患者俯卧，充分暴露腰背部，在腰背部从第3胸椎旁开1.5寸的肺俞穴至第2骶椎下旁开1.5寸的膀胱俞，涂抹适量的润滑油，用闪火法将适当大小的火罐拔于肺俞穴上，然后向下推拉罐具（图57）至皮肤局部出现瘀血为止，每日1次。

【皮肤针叩刺】

同"神经性尿频"。

【敷贴疗法】

附子、干姜、赤石脂各等份。共研细末，将药末填于患儿肚脐，外用胶布固定。每日1次，直至痊愈。

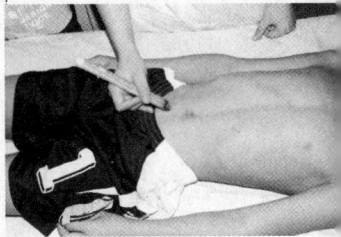

图 56

【单方验方】

1. 桑螵蛸20克，益智仁15克。共研末，加砂糖调服，每次9克。1日2次。
2. 玉竹15克，金银花7克，菟丝子5克。水煎服，每日早、晚各服1次。

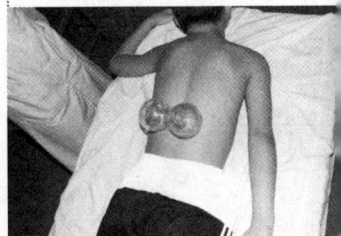

图 57

【饮食疗法】

1. 豆腐皮60克，白果10枚，粳米100克。煮粥服食。
2. 紫河车1个，于瓦上慢火焙干研末，面糊为丸，每次用温开水送服3克，早、晚各服1次。
3. 白果肉15粒（去外壳及内衣），大红枣10枚。浓煎取汁，加白糖睡前服。

【常用中成药】

缩泉丸、补中益气丸、龙胆泻肝丸。按说明书服用。

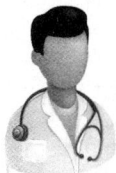

注意事项

1. 每日晚餐后，注意控制饮水量，少喝水，减少夜间尿量排泄。
2. 临睡前，令小儿排空小便，按时唤醒排尿，养成自行排尿习惯。
3. 对遗尿患儿，做好心理教育，消除怕羞和紧张情绪。

23

急性肾炎

　　急性肾炎是由不同病因所致的弥漫性肾小球炎性病变，多发于3～7岁的儿童。本病一般起病急，主要表现为水肿、尿少、血尿及高血压等症。若治疗及时，多数患儿可获痊愈。

　　风水相搏证见眼睑水肿，继而四肢，甚则全身水肿、皮肤光亮、尿少或尿血，伴发热恶风、咽痛；湿热内蕴证见皮肤始有疮毒、水肿，小便黄赤短少或尿血；气虚邪恋证，可见轻度水肿、易出汗、易感冒；阴虚邪恋证，可见腰酸乏力、心烦低热、面色潮红。

简易疗法

【穴位按摩】

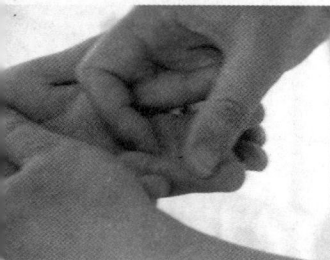

图58

1. 清肝经：施术者用拇指指腹自患儿掌面示指指掌关节横纹推至指端，用拇指自示指掌面末节横纹推至指尖约300次（图49）。
2. 清肺经：施术者用拇指指腹自患儿无名指掌面指掌关节处推至指端约100次（图58）。
3. 清胃经：施术者用拇指指腹自患儿掌根大鱼际边缘推至拇指指甲

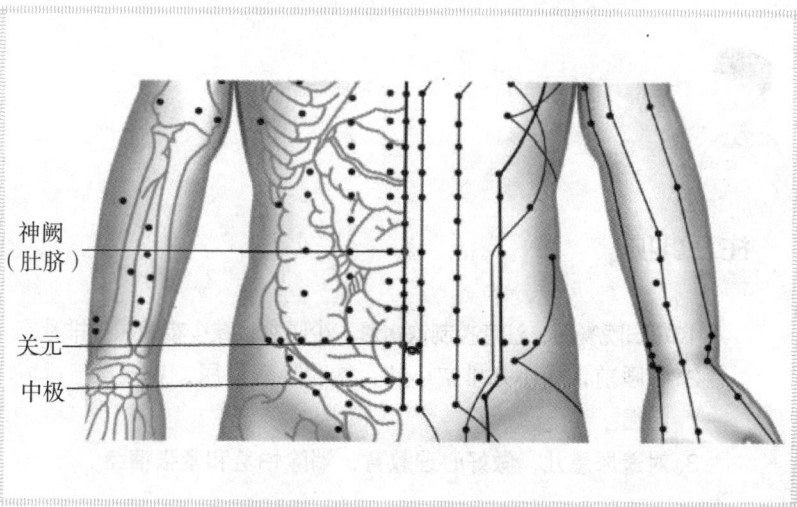

神阙
（肚脐）

关元

中极

足三里

肺俞

脾俞

肾俞

三焦俞

图 59

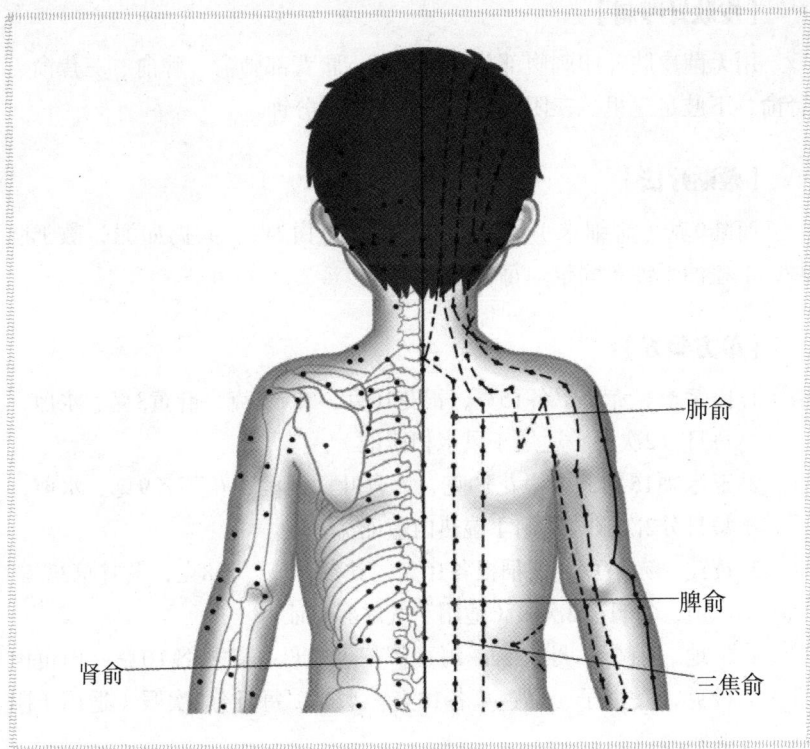

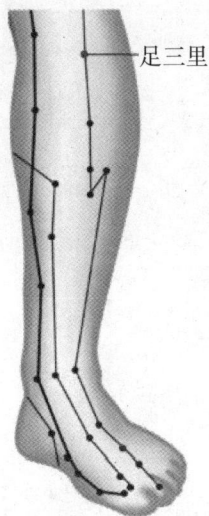

边缘约100次（图59）。

4. 清小肠：用拇指桡侧端自小指指根尺侧直推至指尖约100次（图45）。

5. 退六腑：用示、中两指指腹自前臂肘横纹尺侧端直推至腕横纹尺侧端约300次。

【艾灸】

艾条灸腹部关元（脐下3寸）、中极（脐下4寸），腰背部肺俞（第3胸椎下旁开1.5寸）、脾俞（第11胸椎下旁开1.5寸）、三焦俞（第1腰椎下旁开1.5寸）、肾俞（第2腰椎下旁开1.5寸），下肢足三里（外膝眼下3寸）、三阴交（足内踝上3寸）等穴，每穴1~2分钟。

【拔罐】

在腹部关元或中极，腰背部肺俞、脾俞、三焦俞、肾俞等穴拔罐5~10分钟。

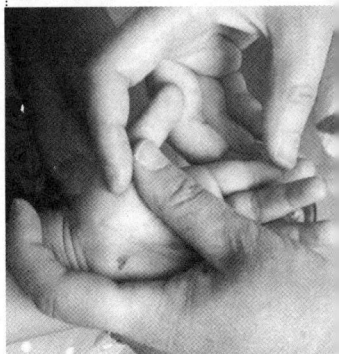

【皮肤针叩刺】

用无菌皮肤针叩刺腹部关元、中极,腰背部肺俞、脾俞、三焦俞、肾俞,下肢足三里、三阴交等穴,每穴1~2分钟。

【敷贴疗法】

商陆9克(研细末),麝香0.15克,葱白2根。共捣如泥,敷于肚脐,上盖油纸纱布固定。每日换药1次。

【单方验方】

1. 白茅根、赤小豆各15克,银花10克,蝉衣6克,麻黄3克。水煎,每日分2次服(适用于风水相搏证)。

2. 玉米须15克,金银花10克,大青叶、泽泻、茯苓各9克。水煎,每日分2次服(适用于湿热内蕴证)。

3. 黄芪、赤小豆、糯稻根各10克,党参、苡仁各8克,炙甘草3克。水煎,每日分2次服(适用于气虚邪恋证)。

4. 生地、山药、丹皮、泽泻、茯苓、知母、黄柏各10克,山萸肉12克,女贞子、旱莲草各15克。水煎,每日分2次服(适用于阴虚邪恋证)。

【饮食疗法】

1. 浮萍15克,生姜10克。水煎代茶。

2. 防风、蝉衣各6克,葱白2根,粳米50克。前3味水煎取汁,粳米煮粥,待粥熟时加入药汁,煮沸服食,食后覆被取微汗(适用于风水相搏证)。

3. 玉米须18克,西瓜皮、冬瓜皮各30克,赤小豆45克。水煎代茶(适用于湿热内蕴证)。

4. 薏苡仁、赤小豆、绿豆各30克,粳米100克。煮粥服食(适用于气虚邪恋证)。

【常用中成药】

肾炎水肿片、肾炎清热片、黄芪颗粒、六味地黄丸、知柏地黄丸、麦味地黄丸。按说明书服用。

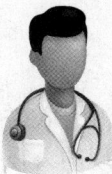

注意事项

1. 减少呼吸道和皮肤感染，彻底治疗扁桃体炎、咽炎、猩红热、皮肤疮毒等感染，以防发生本病。

2. 发病后卧床休息2～3周，直到水肿消退、肉眼血尿消失、血压恢复正常，方可下床活动。

3. 高血压水肿者应限制水、盐的摄入量；肾功能不好时，要低蛋白质饮食；多吃些新鲜蔬菜、水果。

24 夜啼

夜啼是指婴幼儿除因伤乳、停食、饥饿、尿布浸湿、衣带过紧、皮肤瘙痒或腹痛等原因引起正常啼哭之外，出现的入夜啼哭不安，或每夜定时啼哭，甚则通宵达旦啼哭不已，但白天如常。

脾寒者见啼哭时声音低弱，睡眠蜷曲，腹喜摩按，四肢欠温，吸乳无力；心热者见啼哭时声音较响，面赤唇红，烦躁不安，身腹俱暖；惊恐者见夜间突然啼哭，似见异物状，哭声不已，精神不安，睡中时作惊惕状。

简易疗法

【穴位按摩】

1. 清肝经：施术者用拇指指腹自患儿掌面示指指掌关节横纹推至指端约300次（图49）。

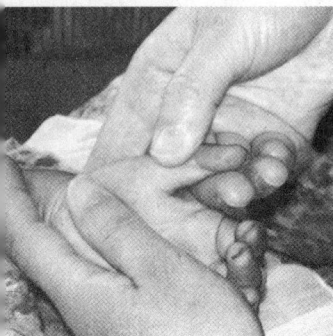

图 60

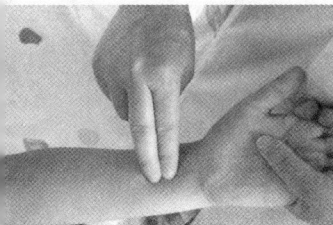

图 61

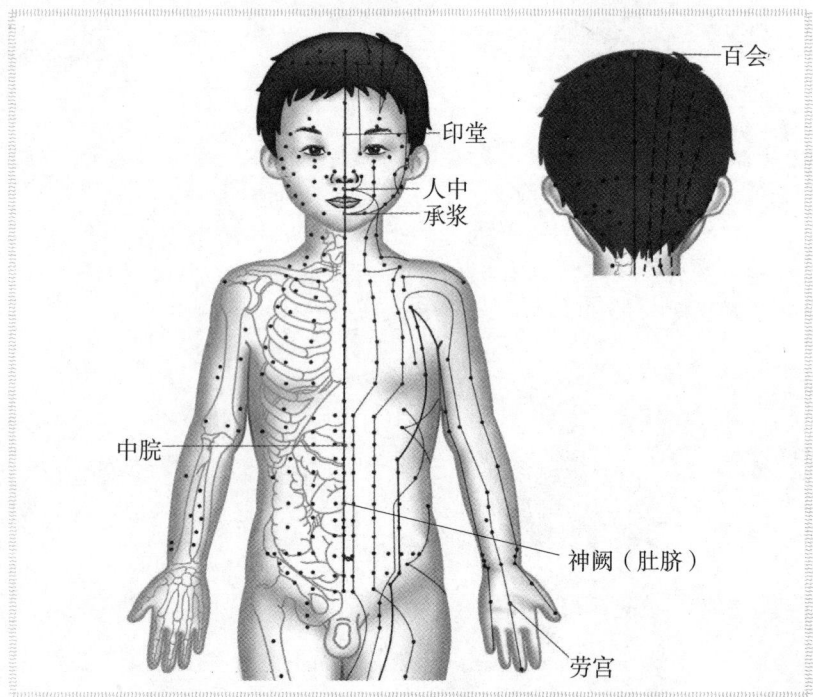

百会

印堂

人中

承浆

中脘

神阙（肚脐）

劳宫

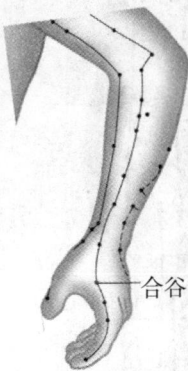

2. 清心经：用拇指自中指掌面末节横纹推至指尖约100次。

3. 揉小天心：施术者用拇指端按揉掌面大、小鱼际交界之凹陷中揉
   100次左右（图52）。

4. 揉百会（头顶正中入前发际5寸）：用指端按揉约100次。

5. 脾寒者加补脾经：施术者用拇指指腹自患儿拇指尖桡侧直推至指
   根近大鱼际边缘约5分钟（图60）。心热者加清天河水：施术者
   用示、中两指指腹由掌面腕横纹中点直推至肘横纹中点约300次
   （图61）。

6. 惊恐者加揉劳宫穴：以拇指端或中指端揉手掌心（掌心第二、
   第三掌骨之间，屈指时中指端与示指端之间的凹陷中）100～
   300次。

【艾灸】

用艾条温和灸百会、中脘（脐上4寸）、肚脐、劳宫、涌泉（足底
前1/3处，图62）穴，每穴5分钟左右。每日1次。

【爆灯火法】

用灯草1根，蘸麻油少许，点燃，对准印堂（两眉间）或承浆穴
（颏唇沟中点）快速点1下，听到"叭"的声音即可（如果没有发出响
声，则再点灸1次）。每日1次，连续3次。

【皮肤针叩刺】

用无菌皮肤针叩刺印堂、承浆、人中（人中沟中点）、合谷（手虎
口）、太冲（足背第一、第二跖骨结合部前下凹陷中），每穴1分钟。

【敷贴疗法】

朱砂0.5克，五倍子、陈细茶叶各2克。共研细末，用白开水调和成
膏，捏成药饼，敷于肚脐，按紧，外盖油纸并用胶布固定，每晚换药
1次。

【单方验方】

1. 川黄连 3 克（先煎），食糖15克，乳汁100毫升。取黄连煎汁
   30毫升加入乳汁、食糖，调匀。每服10～20毫升，1日内服完

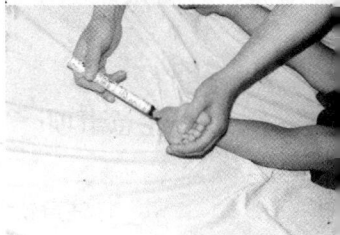

合谷

图62

太冲

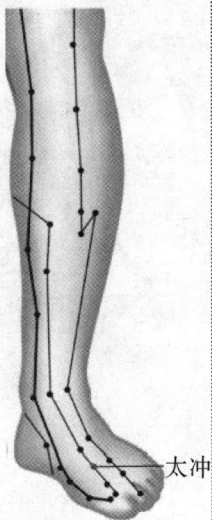

（适用于心火旺者）。

2. 白豆蔻、生姜各 3 克，乳汁100毫升。前两味先煎，取汁约30毫升，调入乳汁，每次饮20～30毫升，分数次饮完（适用于脾寒者）。

3. 蝉衣9克，鸡内金10克。将两药微火焙脆研成细末，每次服1克，每日 3 次（适用于受惊吓而夜啼者）。

【饮食疗法】

1. 竹叶、莲子心各3克。浓煎取汁，加糖调味，每日分2～3次服。
2. 茯苓、远志各6克，冰糖适量，煎水代茶饮。
3. 白芍、白僵蚕各3克，甘草1.5克，煎水代茶饮，每日2～3次。

【常用中成药】

乌药散、导赤散、朱砂安神丸。按说明书服用。

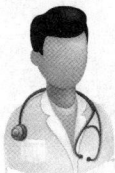

注意事项

1. 注意饮食有节，防止过饱伤脾。
2. 不要让婴儿受惊吓，啼哭时多抚摸婴儿。

惊风

　　小儿惊风又称"惊厥"，多见于1~5岁的小儿，年龄越小，发病率越高。以肢体抽搐、两目上视和意识不清为主要表现。急惊风症见突然神昏抽搐，伴高热、头痛、咳嗽；因于疫毒者，则见神昏抽搐，伴高热不退、四肢发冷；因于痰食者，则见神昏抽搐，伴呕吐腹痛、发热、喉间痰鸣；因于惊恐者，则见面色时青时白、惊惕不安、夜卧不宁。慢惊风者，因脾虚肝旺则见面色萎黄、嗜睡露睛、时或抽搐；因脾肾阳衰则见面色发白、四肢发冷、沉睡昏迷、手足抽动；因肝肾阴虚则见面色潮红、低热心烦、手足心热、震颤抽搐等症。

简易疗法

【穴位按摩】

1. 急惊风

① 用拇指甲掐人中（人中沟正中点）3~10次（图63），掐按少商（拇指桡侧指甲角旁开约0.1寸）、商阳（示指桡侧指甲角旁约0.1寸）、十宣（两手十指头尖端）、老龙（手背面距中指甲根正中0.1寸）、合谷（手虎口）、曲池（屈肘，肘横纹拇指端）、太冲（足背第一、第二跖骨结合部前下凹陷中）各半分钟。

2. 慢惊风

① 补脾经：施术者用拇指指腹自患儿拇指尖桡侧直推至指根近大鱼际边缘约5分钟（图60）；

② 补肾经：施术者用拇指指腹自患儿掌面小指指掌关节略偏尺侧的指根处推至指端约300次（图51）；

③ 清肝经：施术者用拇指指腹自患儿掌面示指指掌关节横纹推至指端约100次（图49）；

④ 推三关：用示、中两指指腹自前臂腕横纹桡侧端直推至肘横纹桡侧端约300次；

⑤ 揉百会：用指端按揉30~50次；

⑥ 捏脊：用双手拇指桡侧缘顶住脊柱下端皮肤，示、中两指前

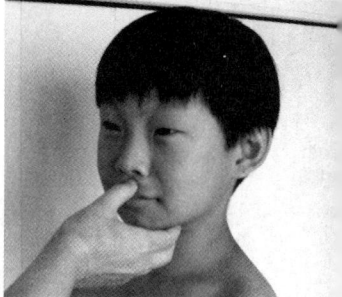

图63

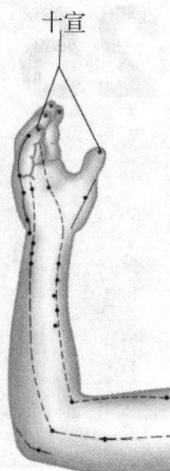

十宣

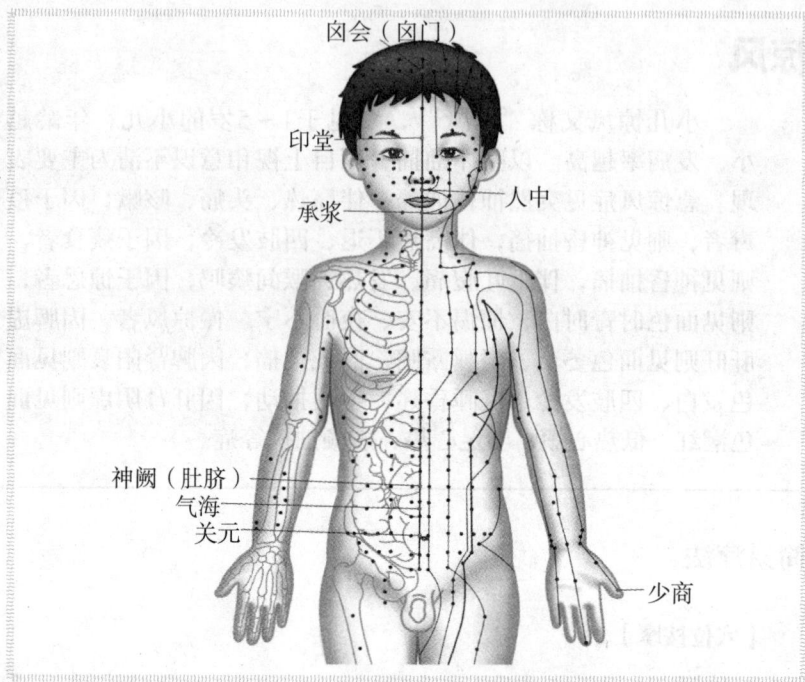

囟会（囟门）

印堂

承浆　　　人中

神阙（肚脐）
气海
关元

少商

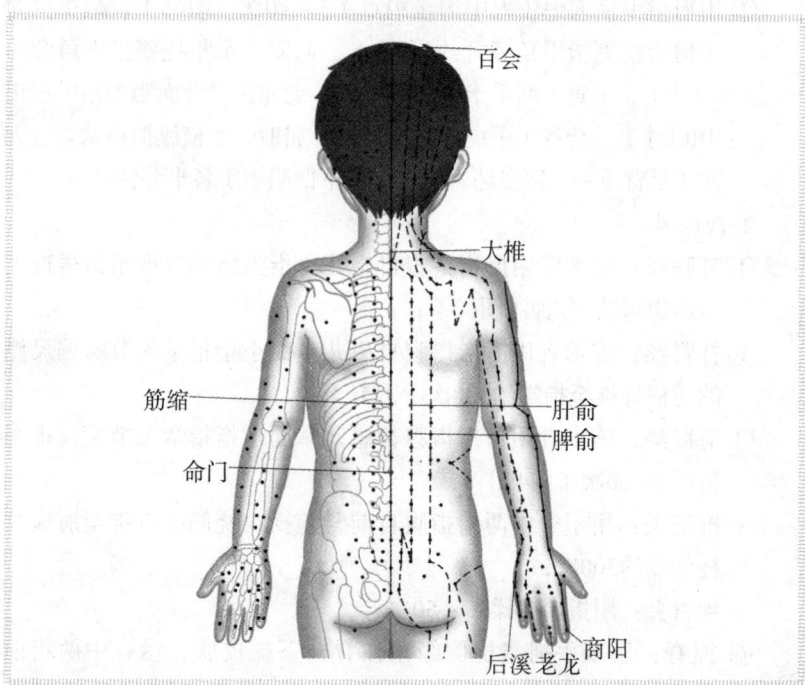

百会

大椎

筋缩　　　肝俞
　　　　　脾俞

命门

后溪老龙　商阳

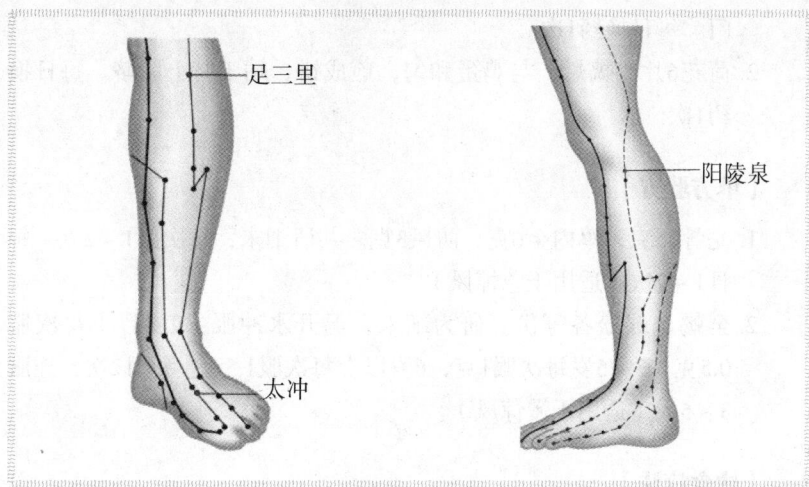

足三里

阳陵泉

太冲

按，三指同时用力提拿皮肤，双手交替捻动向前直至大椎，3～5遍（图64）。

【艾灸】

用艾条温灸大椎（第7颈椎下凹陷，图65）、脾俞（第11胸椎下旁开1.5寸）、命门（第2腰椎下凹陷）、关元（脐下3寸）、气海（脐下1.5寸）、百会、足三里穴施灸，艾火距离穴位处皮肤2～3厘米，使皮肤有温热感为度，每穴灸5分钟。每日1次。

【爆灯火法】

同"夜啼"。

【皮肤针叩刺】

用无菌皮肤针叩刺面部印堂（两眉间）、承浆（颏唇沟中点）、人中（人中沟中点），背部筋缩（第9胸椎下）、肝俞（筋缩穴旁开1.5寸），上肢合谷（手虎口）、后溪（握拳，第5指掌关节后纹头端），下肢阳陵泉（膝关节外下方腓骨小头前下凹陷中）、太冲（足背第一、第二跖骨结合部前下凹陷中），每穴1分钟。

【敷贴疗法】

1.鲜地龙数条，捣烂如泥，加入蜂蜜或白糖摊于纱布上，盖贴囟

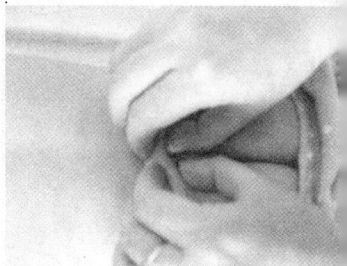

图64

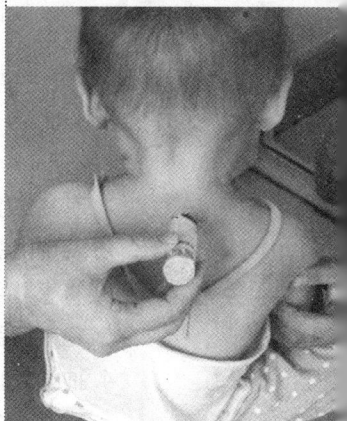

图65

门。每日换药1次。

2. 荷花6片，捣烂，与鸡蛋和匀，煎成饼，贴于脐上肚脐。每日换药1次。

【单方验方】

1. 龙骨15克，鸡内金6克，防风3克。共研细末，每次服1～2克。每日1～2次（适用于急惊风）。

2. 全蝎、蜈蚣各等份。研为细末，温开水冲服：2岁以下每次服0.5克，3～5岁每次服1克，6岁以上每次服1.5克。每日2次，连服3～5天（适用于慢惊风）。

【饮食疗法】

1. 鲜竹笋150克，切成薄片，在开水中略煮片刻，放入清水中浸泡，再用植物油爆炒，加精盐调味佐餐（适用于急惊风）。

2. 山药30克，粳米50克，对虾1～2个。山药、粳米煮粥，待粥将熟时放入对虾煮熟，调味服食（适用于慢惊风恢复期）。

【常用中成药】

小儿惊风散、镇惊散、保赤丸、紫雪散、牛黄镇惊丸、小儿至宝丹（锭）、安宫牛黄丸、至圣保元丹、琥珀抱龙丸、小儿牛黄清心散。按说明书服用。

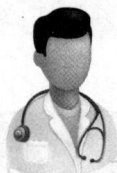

注意事项

1. 有高热惊厥史的患儿，要及时降温，服用止痉药物。

2. 发生抽搐时，切勿用力强制，以免扭伤骨折。

3. 将患儿平卧，头部歪向一侧，防止呕吐物吸入，并用纱布包裹压舌板，放在上下牙齿之间，防止咬伤舌体。

4. 抽搐停止后，患儿往往非常疲倦，应予休息，保持室内安静，避免刺激，使其正气得到恢复。

癫痫

癫痫是一种发作性神志异常的疾病，多见于4岁以上的儿童。主要表现为突然仆倒、昏不知人、口吐涎沫、两目直视、四肢抽搐、口中发出如猪羊似叫声、醒后一如常人。

惊痫证见吐舌惊叫、面色时红时白、惊惕不安、如人将捕之状；风痫证见颈项强直、眼睛发青、两目上视或斜视、手指抽搐；痰痫证见喉间痰鸣、口角流涎、瞪目直视、犹如痴呆、手足抽搐不明显。

简易疗法

【穴位按摩】

1. 清肝经：施术者用拇指指腹自患儿掌面示指指掌关节横纹推至指端约300次（图49）。

2. 掐揉四横纹（手掌面，第二至第五指，第一指间关节之横纹）：用拇指甲依次掐揉5次。

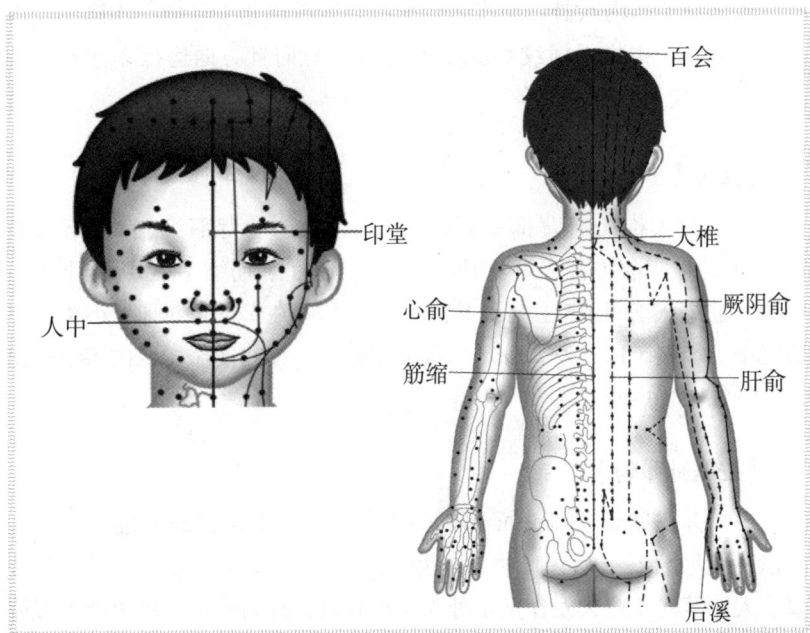

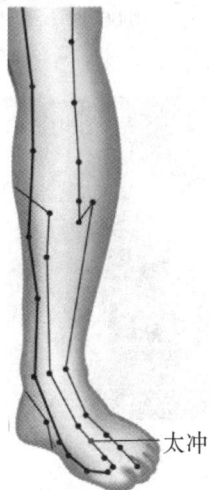

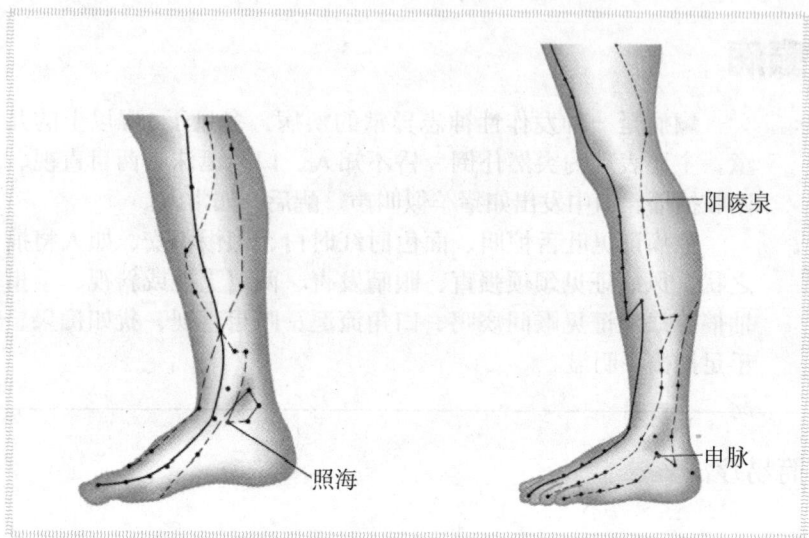

阳陵泉

照海

申脉

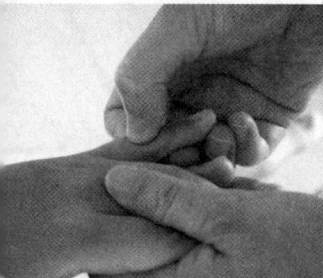

图66

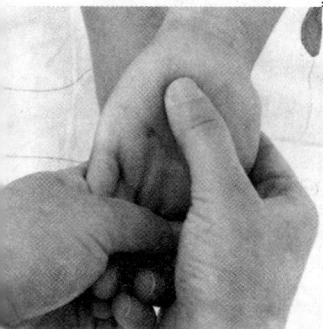

图67

3. 捣小天心：施术者示指或中指屈曲，用指间关节捣掌面大、小鱼际交界之凹陷中约300次。

4. 惊痫加用拇指指甲依次掐揉五指节（手背五指第一指间关节）各半分钟（图66）。

5. 痰痫加运内八卦：施术者用拇指指腹以小儿手掌中心为圆心，以圆心至中指根横纹约2/3处为半径，顺时针方向运揉划圈旋揉约300次（图67）。

【艾灸】

艾条灸大椎（肩背部第7颈椎下）、心俞（背部第5胸椎下旁开1.5寸）、厥阴俞（背部第4胸椎下旁开1.5寸）、筋缩（第9胸椎下）、肝俞（筋缩穴旁开1.5寸）、下肢阳陵泉（膝关节外下方腓骨小头前下凹陷中）等穴（白天发作加足外踝下申脉穴，夜间发作加足内踝下照海穴），每穴1分钟。

【皮肤针叩刺】

用无菌皮肤针叩刺头面部百会、印堂、人中，背部大椎、筋缩、肝俞，上肢合谷、后溪（握拳，第五指掌关节后纹头端），下肢阳陵泉、太冲等穴（白天发作加足外踝下申脉穴，夜间发作加足内踝下照海穴），每穴1分钟。

【单方验方】

1. 鸡蛋皮50个，海蛤粉35克，琥珀、朱砂各20克。研为细末，调匀，每晚温开水送服4克（适用于惊痫症）。
2. 蝉衣、白僵蚕、全蝎、蜈蚣各等份，研为细末，调匀，每次以温开水冲服2克（适用于风痫症）。
3. 石菖蒲9克，水煎取汁30毫升，分3次服，每日1次，常服（适用于痰痫症）。

【饮食疗法】

1. 黄豆500克，白胡椒、地龙各20克，远志9克。加水2000毫升，慢火煮干，取出黄豆晒干，早晚各服10～30粒。
2. 猪心1个，朱砂1克。猪心洗净，割多个小口，塞入朱砂，置笼中蒸熟，2～3天吃完。每日2次，连服数日。

【常用中成药】

癫痫平、定痫丸、镇痫片、癫痫白金丸、癫克星胶囊、牛黄镇惊丸、琥琅抱龙丸、癫克星胶囊、朱衣滚痰丸。按说明书服用。

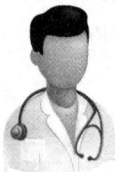

注意事项

1. 孕妇要注意健康和营养，避免惊恐跌仆和情志抑郁。
2. 小儿发热惊风要及时治疗，避免惊风多发而致痫。
3. 发作时不要强行扳动，防止损伤，应使患儿头部偏向一侧，解开衣领，保持呼吸通畅，将纱布裹好的压舌板插入上下齿间，以防咬伤舌头。

27 面瘫

面瘫即面神经麻痹，是指一侧面部麻木瘫痪而无知觉的病症。急性期，症见突然口眼㖞斜、露睛流泪、额纹及鼻唇沟变浅或消失、口角流涎。少数患者还可出现病侧耳后疼痛或外耳道疱疹、味觉减退或消失、听觉过敏等症。恢复期及后遗症期，症见口眼㖞斜、面部抽搐。

简易疗法

【穴位按摩】

1. 用大拇指端或偏峰推按印堂（两眉头连线中点）、攒竹（眉毛内侧端）、鱼腰（眉毛正中）、阳白（鱼腰穴上1寸）、太阳（眉梢和目外眦之间向后1寸凹陷处）、迎香（鼻翼外缘中点旁开0.5寸）、颧髎（外眼角直下颧骨下凹陷中）、四白（瞳孔直下1寸眶下孔凹陷处）、地仓（口角旁0.4寸）、颊车（下颌角前下方一横指凹陷处）等穴各2分钟。要求运用腕部的灵活摆动带动拇指关节屈伸活动，在穴位上进行一种轻柔而持续的作用力。
2. 擦面部：用小鱼际在患侧面部作上下直擦，以温热为度。
3. 拿风池：用拇指和示、中两指端相对用力按揉约100次（图68）。

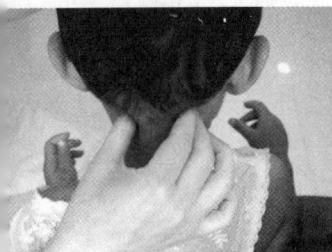

图68

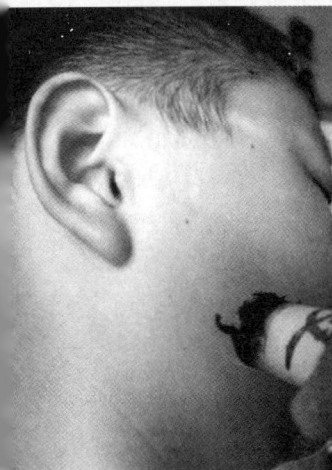

图69

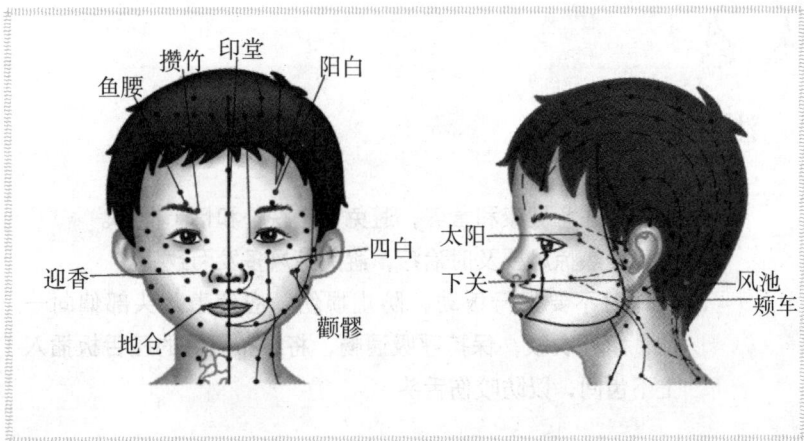

4. 拿合谷（手背第一、第二掌骨之间）、太冲（足背第一、第二趾缝上1.5寸）等穴，用拇指和示、中两指端相对用力拿捏各2分钟左右。每日1次。

【艾灸】

艾条灸（或隔姜灸）阳白、下关（耳屏前鬓角颧弓下凹陷中）、颊车（图69）、地仓、迎香、颧髎、合谷、太冲（足背第一、第二趾缝上1.5寸）等穴，上穴交替选用，每穴5分钟。每日灸1~2次。

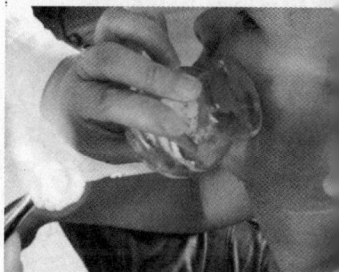

图70

【拔罐】

取小火罐在阳白、颧髎（图70）、颊车穴用闪火法拔罐，拔住后立即取下，再迅速拔住，又立即取下，如此反复多次，直至皮肤潮红、患部皮肤微微发烫为度。每日1次。

【皮肤针叩刺】

用无菌皮肤针叩刺阳白、地仓、颊车、迎香、颧髎、合谷、太冲等穴，每穴1~2分钟。

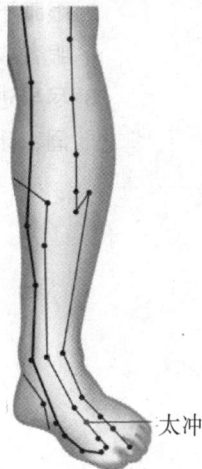

太冲

【敷贴疗法】

1. 蓖麻子15粒，去壳、捣烂，敷于患侧下颌关节与口角之间（厚约3毫米），上盖纱布固定。每日换药1次。
2. 活黄鳝1条，斩去头或尾取血，用毛笔饱蘸血涂于患侧面部，使涂上的血不断增厚干燥，次晨洗净。每晚1次，夏天不宜。

【单方验方】

防风、地龙各10克，白僵蚕8克，白附子、川芎各6克，全蝎3克，蜈蚣1条。水煎，每日分3次服。每日1剂。

【饮食疗法】

紫苏叶3~6克，生姜3克，红糖15克。开水浸泡代茶饮。

【常用中成药】

牵正贴、大活络丹。按说明书使用。

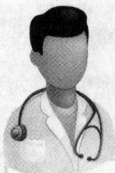

注意事项

1. 患侧面部要保暖，避免风吹，不用冷水洗脸，不吃冰冻饮料，外出戴口罩。
2. 眼睛不能闭合的小儿，睡眠和外出时要戴眼罩，应用消炎眼膏或眼药水，防止发生角膜炎或暴露性结膜炎。
3. 尽早进行面部功能性锻炼，促进患侧面部功能恢复，如抬眉、闭眼、鼓腮、撅嘴、吹口哨、露齿等。

小儿脑瘫

　　小儿脑瘫是指小儿在出生前后1个月内，因各种原因致脑损伤，造成肢体瘫痪及姿势异常的疾病。常伴有智能低下、语言和视听觉功能异常及癫痫等。

　　肾虚髓亏证见智能低下、形体笨拙、言语含糊；脾肾亏虚证见颈项腰脊无力、坐立不稳、肌肉萎软、反应迟钝；痰瘀阻窍证见肢体拘挛、动作迟缓、脚尖着地、失聪失语；肝风内动证见手足震颤痉挛、烦躁多动、姿势异常。

简易疗法

【穴位按摩】

1. 补脾经：施术者用拇指指腹自患儿拇指尖桡侧直推至指根近大鱼际边缘约5分钟（图60）
2. 揉小天心：施术者用拇指端按揉掌面大、小鱼际交界之凹陷中约

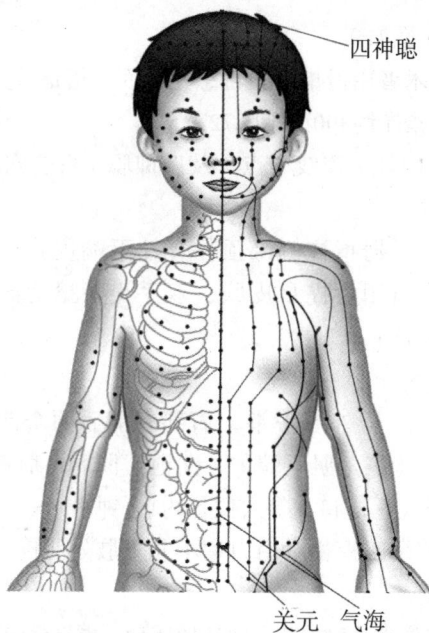

四神聪

关元　气海

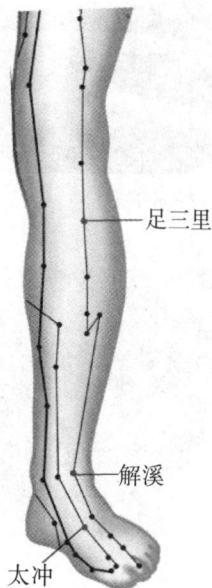

足三里

解溪

太冲

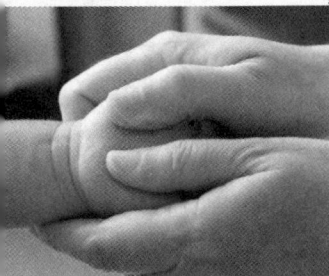

百会

大椎

身柱

肝俞

脾俞

肾俞

腰阳关

环跳

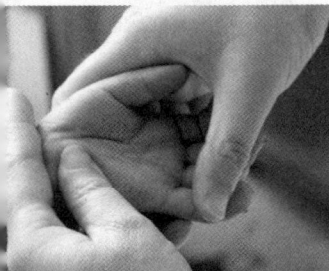

图71

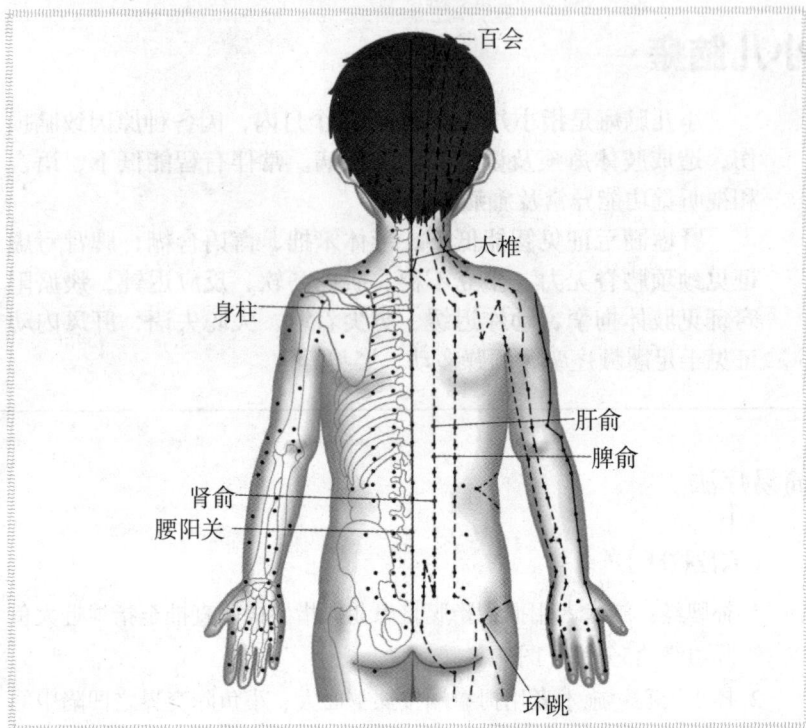

图72

100次左右（图71）。

3. 补肾经：施术者用拇指指腹自患儿掌面小指指掌关节略偏尺侧的指根处推至指端约300次（图72）。

4. 点按百会（两耳尖连线中点）及四神聪（百会穴前后左右各1寸处）约100次。

5. 捏脊：用双手拇指桡侧缘顶住脊柱下端皮肤，示、中两指前按，三指同时用力提拿皮肤，双手交替捻动向前直至大椎穴3～5遍（图64）。

6. 上肢瘫痪加

① 按揉肩髃（上臂外展平举，肩部有前后两个凹陷，前一凹陷处）、臂臑（三角肌下端）、曲池（曲肘，肘横纹拇指侧纹头端）、合谷（手虎口）等穴位各约1分钟。

② 用拇指和其余四指相对用力拿小儿上肢处肌肉，从肩部至腕部3～5遍。

③ 用两手掌夹住小儿肩关节，做环形搓动，再徐徐向下搓动至手臂。

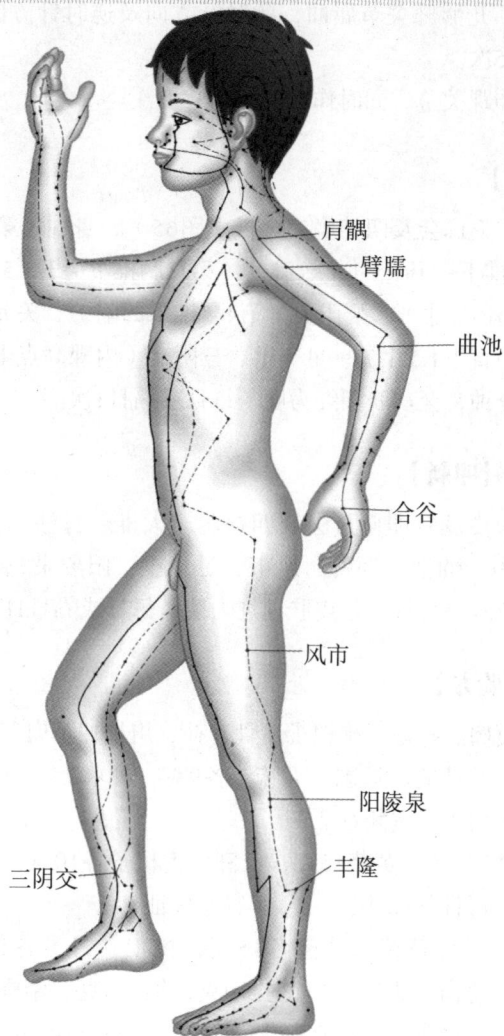

肩髃
臂臑
曲池
合谷
风市
阳陵泉
丰隆
三阴交

7. 下肢瘫痪加

① 按揉环跳（股骨大转子与尾骶骨连线的外1/3处）、风市（大腿外侧正中，膝上7寸）、阳陵泉（膝关节外下方，腓骨小头前下凹陷）、丰隆（外膝眼与外踝高点连线中点）、解溪（踝横纹正中凹陷）、太冲（足背第一、第二跖骨结合部前下凹陷中）等穴位，每穴各1分钟左右。

② 用揉法揉臀部及下肢前后面约3分钟。

③ 使小儿髋膝关节屈曲，顺时针方向及逆时针方向摇动髋关节各3~5次。

④ 拔伸踝关节，同时作环形摇动3~5次。

【艾灸】

用艾条灸百会及四神聪、大椎（图65）、身柱（第3胸椎下）、肝俞（第9胸椎下旁开1.5寸）、脾俞（第11胸椎下旁开1.5寸）、肾俞（第2腰椎下旁开1.5寸）、腰阳关（第4腰椎下凹陷）、关元（脐下3寸）、气海（脐中直下1.5寸）、足三里、三阴交（内踝高点上3寸）等穴，每穴灸3~5分钟，至皮肤潮红为度。每日或隔日1次。

【皮肤针叩刺】

以无菌皮肤针叩刺百会及四神聪、大椎、身柱、肝俞、脾俞、肾俞、腰阳关、曲池、环跳、风市、足三里、阳陵泉、三阴交、太冲等穴，每穴灸3~5分钟，至皮肤潮红为度。每日或隔日1次。

【单方验方】

1. 山萸肉、熟地、枸杞子、骨碎补、川杜仲、肉苁蓉、茯苓、桑寄生、石菖蒲、远志、五味子各9克，甘草3克。水煎，每日分2次服（用于肾虚髓亏证）。

2. 猪脊髓1条，黄芪15克，天麻、枸杞子各10克，桑寄生15克。水煎，每日分3次服（用于脾肾亏虚证）。

3. 川芎、生黄芪、菖蒲各15克，桃仁、丹参各12克，红花、赤芍、葱白、天麻、白芷各10克，细辛3克、麝香0.03克（研末冲服）。水煎，每日分3次服（用于痰瘀阻窍证）。

【饮食疗法】

1. 狗脑或野兔脑1具，猪蹄筋2条。水煮，喝汤吃脑和筋。

2. 生晒参（研末）100克，黑芝麻500克。共炒熟，每次服10克。每日3次。

3. 党参、杜仲各10克，枸杞子15克，猪肾1个（洗净、切片）。前三味药布包与猪肾共煮，食肉饮汤。

【常用中成药】

脑瘫灵、益脑片、六味地黄丸、人参再造丸、华佗再造丸、醒脑再造丸、培元通脑胶囊等。按说明书服用。

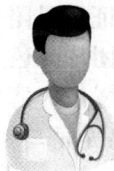

注意事项

1. 对患儿应在精神上给予安慰和鼓励，避免患儿产生消极、自卑，甚至厌世的心理。
2. 对患儿进行合理的功能训炼，如患肢的功能训练、语言训练、记忆思维训练等。

29 荨麻疹

荨麻疹是一种过敏性、瘙痒性皮肤病，主要表现为皮肤出现瘙痒性风团，发无定处，骤起骤退，退后不留痕迹，但很容易反复发作。

风寒证见风团色白、遇寒加重、得暖则减；风热证见风团鲜红、灼热剧痒、遇热加重、得冷则减；湿热证见风团片大色红、瘙痒剧烈、恶心呕吐、腹痛便秘或泄泻；血虚风燥证，病情迁延日久、午后或夜间加重，伴心烦易怒、手足心热等症。

简易疗法

【穴位按摩】

1. 揉一窝风（手背，腕横纹中点凹陷处）：用拇指或示、中指指端揉约100次。

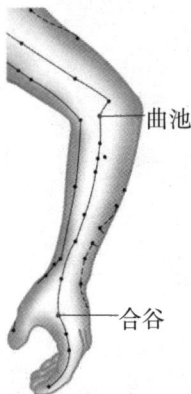

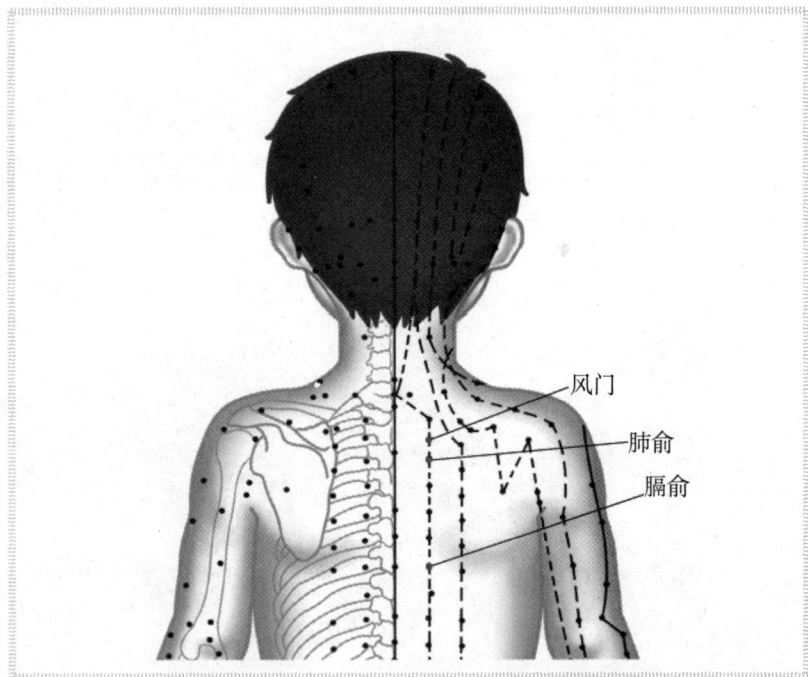

曲池

合谷

风门

肺俞

膈俞

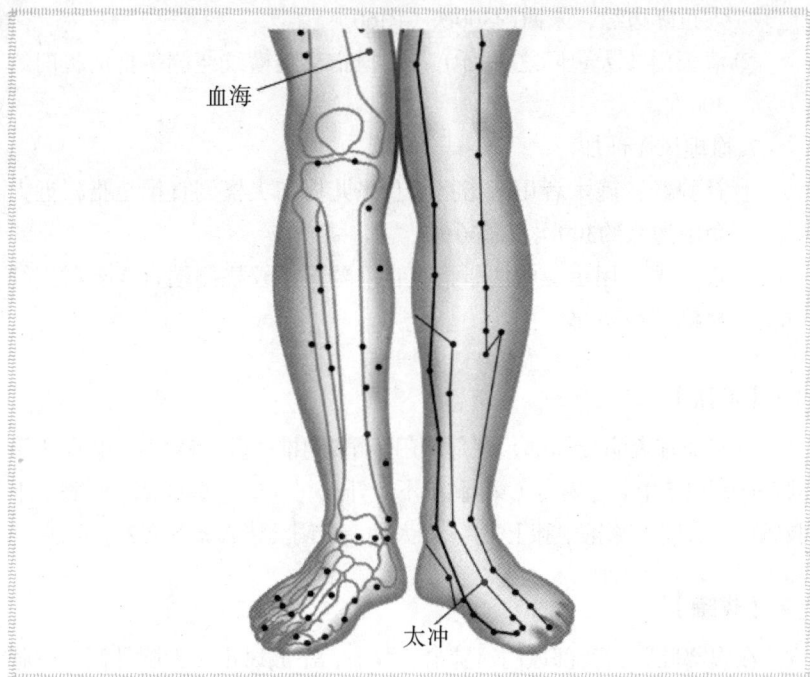

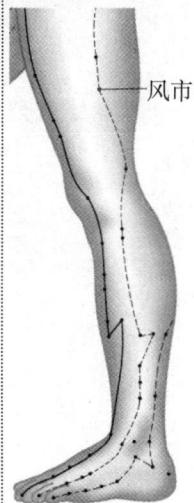

2. 分手阴阳：用两手拇指指腹自小天心（大小鱼际交界处）向两旁
   分推约300次。

3. 揉小天心：施术者用拇指端按揉掌面大、小鱼际交界之凹陷中约
   100次（图71）。

4. 风寒证加治

① 推三关：用示、中两指指腹自前臂腕横纹桡侧端直推至肘横纹
   桡侧端约300次。

② 拿风池：用拇指和示、中指指端相对用力按揉穴约20次（图
   68）。

5. 风热证加

① 清天河水：施术者用示、中两指指腹由掌面腕横纹中点直推至
   肘横纹中点约300次（图61）。

② 退六腑：用示、中两指指腹自前臂肘横纹尺侧端直推至腕横纹
   尺侧端约300次。

6. 湿热证加

① 清补脾经：施术者用拇指指腹自患儿拇指尖桡侧直推至指根近

大鱼际边缘，来回约300次（图60）。

②清板门（大鱼际之平面）：用拇指从腕横纹桡侧端推向板门约300次。

7.血虚风燥证加

①补脾经：施术者用拇指指腹自患儿拇指尖桡侧直推至指根近大鱼际边缘约300次（图60）。

②推三关：用示、中两指指腹自前臂腕横纹桡侧端直推至肘横纹桡侧端约300次。

【灸法】

风寒证宜灸病变局部，背部风门（第2胸椎旁开1.5寸）、肺俞（第3胸椎旁开1.5寸）、膈俞（第7胸椎下旁开1.5寸），上肢曲池、合谷，下肢风市（大腿外侧正中膝上7寸）、太冲、三阴交诸穴。每穴2~3分钟。

【拔罐】

在腹部肚脐，背部风门、肺俞、膈俞，下肢风市（大腿外侧正中膝上7寸）各拔罐5~10分钟。每日1次。

【皮肤针叩刺】

用无菌皮肤针叩刺风门、肺俞、膈俞，上肢曲池、合谷，下肢风市、血海（膝关节髌骨内上缘上2寸）、太冲、三阴交诸穴。每穴1~2分钟。

【单方验方】

1.地肤子10克，浮萍6克，防风、皂刺各4克，麻黄3克。水煎，每日分2次服（用于风寒证）。

2.苦参15克，连翘、赤小豆、白鲜皮各10克，蝉蜕6克，麻黄3克，水煎，每日分2次服（用于风热证）。

3.地肤子120克，或地肤子全草150克，水煎洗患处（用于湿热证）。

4.熟地、白蒺藜各15克，当归、白芍、川芎、黄芪、何首乌、防风各10克，荆芥9克，甘草6克。水煎，每日分2次服（适用于血虚风燥证）。

【饮食疗法】

1. 黄芪20克，桂枝10克，生姜7克，葱白（连须）3根，羊肉100克（切片）。黄芪、桂枝用布包好扎紧，同羊肉等小火炖煮1小时，调味，吃肉喝汤，连服15～30日（适用于反复发作、遇寒加重者）。

2. 蝉蜕12克，绿豆30克，粳米50克。蝉蜕水煎取汁，加入绿豆、粳米煮粥，调入精盐服食。连服5～7日（适用于风热证）。

3. 经霜冬瓜皮20克，黄菊花15克，赤芍12克。水煎取汁，调入蜂蜜代茶饮。连服7～8日（适用于湿热证）。

4. 荔枝干14个，红糖30克。荔枝水煎取汁，调入红糖饮服。连用7天（适用于血虚风燥证）。

【常用中成药】

荨麻疹丸、两仪膏、桂枝合剂、防风通圣丸。按说明书服用。

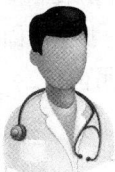

注意事项

1. 对患儿过敏的药物或食物禁用，避免接触致敏物品，积极防治肠道寄生虫。
2. 忌食鱼腥虾蟹及辛辣等刺激之物。

30

桡骨小头半脱位

　　桡骨小头半脱位，多因牵拉引起，故又称"牵拉肘"，俗称"肘错环"，多发生在4岁以下幼儿。患者有纵向牵拉损伤史，或极度旋转史，常因疼痛而啼哭，患肢拒动。检查可见肘关节轻度屈曲，不能屈肘、举臂，前臂处于轻度旋前位，不能旋后，桡骨头处有压痛。

简易疗法

【穴位按摩】

　　施术者面对患儿而坐，一手握伤肘，以拇指于肘中部向外、向后捏压脱出之桡骨头，同时另一手握持伤肢腕部（图73），并向下适当用力牵拉，使前臂旋后，然后屈肘（图74），可听到轻微的入臼声，使其手触及伤侧肩部，复位即告成功，疼痛立即消失，患儿即能屈伸伤肢。如果复位未成，可使患儿前臂旋前，然后屈肘整复。复位后，一般不需固定，3日内避免牵拉患儿伤肢，也可用颈腕吊带或三角巾悬吊前臂2～3日，以防止复发。

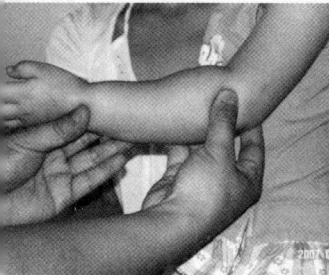
图 73

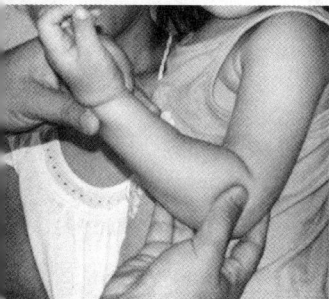
图 74

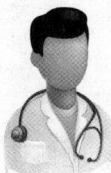

注意事项

1. 避免用力牵拉伤臂，为小儿穿脱衣服时多加注意，以防反复发生而形成习惯性脱位。
2. 治疗时，应注意做到极度旋前至听到弹响，才表明复位。
3. 通常观察患儿能否做以下几个动作来判别是否复位。
（1）让患儿用患侧的手抓取物品。
（2）让患儿用患侧的手摸患侧的耳廓。
（3）将患肢上举。
总之，上述任何一个动作能完成，即说明复位成功。

31 踝关节扭伤

踝关节扭伤是儿童常见的关节扭伤，多因行走、跑跳不慎，致踝关节突然不正常受力而导致。若因内翻扭伤，则见外踝前下方肿胀、压痛；若因外翻扭伤，则见内踝前下方肿胀、压痛。扭伤早期，局部肿胀、青紫，关节疼痛，活动受限；中后期，肿胀渐消，但仍有筋肉疼痛等症。

简易疗法

【穴位按摩】

对单纯韧带扭伤或韧带部分撕裂者，可于伤后第二日开始进行理筋。瘀血肿胀严重者，手法不宜过重。

1. 点按患侧商丘（内踝前下凹陷中）、解溪（足踝正中凹陷）、丘墟（外踝前下凹陷中）、昆仑（外踝高点与跟腱之间凹陷）、太溪（内踝高点与跟腱之间凹陷）等穴共2~3分钟。
2. 一手握足跟，另一手大鱼际揉局部肿痛处3~5分钟，再用拇指按揉肿痛处1~2分钟，并从患处向上推按至小腿部，由下而上理顺筋络，反复数遍，使瘀肿消散。

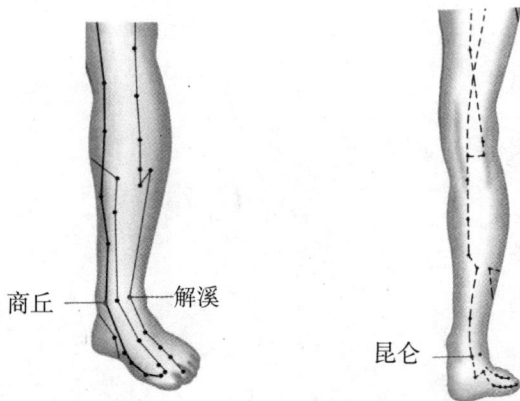
商丘　解溪　昆仑

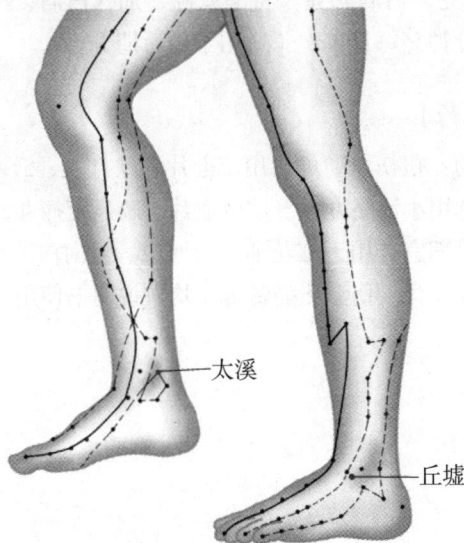

太溪

丘墟

3. 一手托住足跟，一手握住足尖，缓缓作踝关节的背伸、跖屈、内
   外翻及旋转动作。

【艾灸】

对患侧踝关节痛点以及肿胀处予以温和灸5分钟左右。

【皮肤针叩刺】

患侧踝关节痛点以及肿胀处先行消毒，然后用皮肤针叩刺5分钟左
右，最好叩出血来，最后用酒精棉球擦干血迹。

【拔罐】

选用小型罐具在患侧踝关节痛点以及肿胀处拔罐5～10分钟，如果能
在皮肤针叩刺出血的基础上加拔火罐，使之出血量增加一些，疗效更好。

【单方验方】

1. 大黄、侧柏叶各2份，泽兰、黄柏、防风、乳香各1份。共研细
   末，用水、蜜糖调煮，敷于患处，外用绷带固定。每日换药1次
   （适用于初期）。

2. 食醋300克，白酒50克。将醋煮沸，加入白酒，熏洗伤处，每次15～20分钟。每日1次（适用于中后期）。

【常用中成药】

1. 内服药物：扭伤早期可选用三七片、跌打丸、云南白药胶囊；中后期可选用小活络丸、舒筋活血片、疏风定痛丸、伸筋丹胶囊。
2. 外用：早期宜选用正红花油、七厘散、云南白药气雾剂；中后期可选用狗皮膏、伤湿止痛膏等。均按说明书使用。

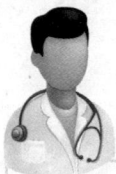

注意事项

1. 扭伤24小时内宜用毛巾包裹冰块对扭伤处进行局部冷敷，或使用云南白药喷剂。避免活动，严禁热敷，忌手法按摩揉搓及涂抹活血化瘀药物。
2. 早期敷药后用绷带包扎，保持踝关节于受伤韧带松弛的位置，暂时限制走路。
3. 适当抬高患肢，以利消肿。
4. 踝关节扭伤严重易造成韧带松弛，避免反复扭伤，以免形成习惯性扭伤。

疝气

　　疝气是指肠管进入腹股沟或阴囊，引起腹痛或阴囊肿大为特征的一种病症，多发于10岁以内小孩。

　　气虚下陷症见睾丸坠胀、伴面色㿠白、神疲乏力、食欲不振；肝郁气滞症见睾丸胀大、按则痛甚、易怒善哭、躁动不安；寒湿凝滞症见睾丸肿硬、按则痛甚，伴形寒肢冷、小便清、大便稀等。本病若治疗不及时可造成肠坏死。

简易疗法

【穴位按摩】

1. 补脾经：施术者用拇指指腹自患儿拇指尖桡侧直推至指根近大鱼际边缘约5分钟（图75）。

2. 清肝经：施术者用拇指指腹自患儿掌面示指指掌关节横纹推至指端约300次（图76）。

3. 揉二马：施术者用拇指或中指揉手背第四、第五掌骨小头后凹陷

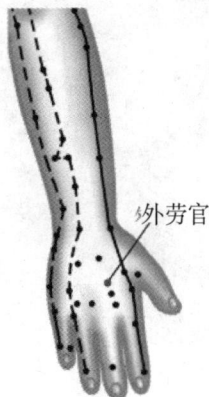

外劳官

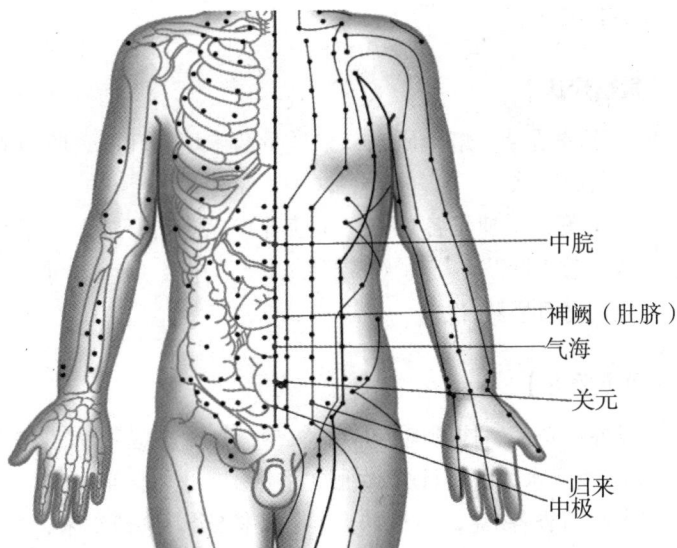

中脘

神阙（肚脐）

气海

关元

归来
中极

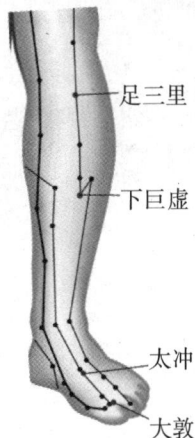

足三里

下巨虚

太冲

大敦

中约300次。

4. 气虚下陷证加

①掌根揉中脘（脐上4寸）、丹田（脐下3寸上下）各100次；

②揉足三里（外膝眼下3寸），用拇指端按揉约100次。

5. 寒湿凝滞证加

①揉外劳宫穴（手背，中指与无名指掌骨之间）：用示指或中指端揉约300次（图77）；

②推三关：用示、中两指指腹自前臂腕横纹桡侧端直推至肘横纹桡侧端约300次。

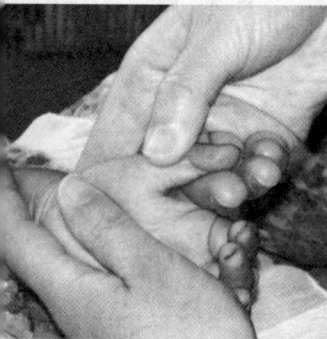

图75

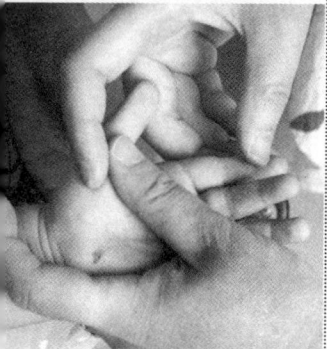

图76

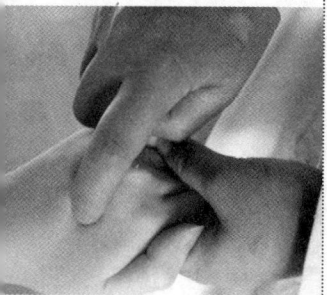

图77

【艾灸】

用艾条灸或隔姜灸关元（脐下3寸，图78）、大敦（足大拇趾外侧指甲旁1分许）、三阴交（足内踝高点上3寸），每穴灸5分钟，以局部红润为度，每日灸1次。

【皮肤针叩刺】

用无菌皮肤针叩刺腹部关元、中极（脐下4寸）、归来（中极穴旁开2寸），下肢下巨虚（外膝眼下9寸）、太冲（足背第一、第二跖骨结合部前下凹陷中）、大敦、三阴交等穴，每穴1~2分钟，以局部发红为度。每日1~2次。

【敷贴疗法】

1. 母丁香适量，焙干研末，取适量药末填满肚脐，胶布固定。每2天换药1次。

2. 吴茱萸、川楝子各10克，小茴香12克。共研细末，用醋调成膏状，敷于肚脐、气海（脐下1.5寸）、中极（脐下4寸），胶布固定，每日换药1次。

【单方验方】

1. 党参、黄芪、桂圆肉各9克，人参、升麻各3克，大枣15克，炙甘草2克。水煎，每日分2次服（适用于气虚下陷证）。

2. 大小茴香各3克，桔核10克，荔枝核5个。共研细末，每次取3~6克，加红糖以温开水调服。每日2次（适用于寒湿凝滞）。

3. 生香附、木瓜、苏叶、橘叶各10克。煎沸，用毛巾浸药液擦洗患部10分钟，再用毛巾热敷患处，冷则去之。早晚各1次（适用于肝郁气滞证）。

图 78

【饮食疗法】

1. 生黄芪10克（布包），乳鸽1只。乳鸽宰杀洗净后将黄芪纳入乳鸽腹中，隔水蒸熟食（适用于气虚下陷证）。
2. 柚子核、柑核各10克，金橘2个（切小瓣），水煎1小时取汁，调入白糖饮服（适用于肝郁气滞证）。
3. 吴茱萸3克（研末），生姜2片，葱白2根，粳米30克。粳米煮粥，待将熟时加入余药煮熟，每日分2次服食（适用于寒湿凝滞证）。

【常用中成药】

补中益气丸、橘核丸、疝气散、疝气丸、橘核丸、疝气内消丸。按说明书服用。

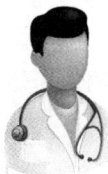

注意事项

1. 注意休息，减少活动量，避免站立过久。
2. 避免和减少患儿哭闹，避免用力咳嗽和用力排便等。
3. 气疝时，安静平卧，可用手由下而上轻压肿物，推入腹腔。
4. 病情严重或反复发作者，应尽早手术治疗。

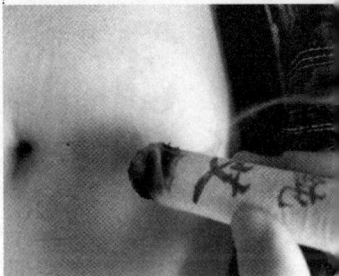

33 近视

近视是指眼睛视近物清晰、视远物模糊的一种眼病，多见于儿童和青少年。本病可因平时眼卫生不当和遗传所引起。心阳不足证无明显不适，或见面色发白、心慌、神疲；肝肾两虚证见视物昏花、头晕耳鸣、多梦、腰膝酸软等症。

简易疗法

【穴位按摩】

1. 双手搓热后捂住微闭的双眼1分钟左右，然后将手放开，眼睛向远处（最好是对着蓝天或者树木花草）注视片刻。

2. 用示指或中指分别按揉印堂（两眉之重点）、睛明穴（内眼角旁1分许，图79）、攒竹穴（眉头）、丝竹空（眉尾）、太阳（眉梢和外眼角之间后1寸的凹陷）、阳白（眉毛中点上1寸）、四白穴（瞳孔直下1寸眶下孔中，图80）各1分钟左右。

3. 用拇指或示、中两指端相对用力按揉左右风池穴（后枕部两侧入后发际1寸的凹陷中）约1分钟。

4. 用拇指按揉背部肝俞（第9胸椎下旁开1.5寸）、下肢光明穴（外踝高点上5寸）各1～2分钟。

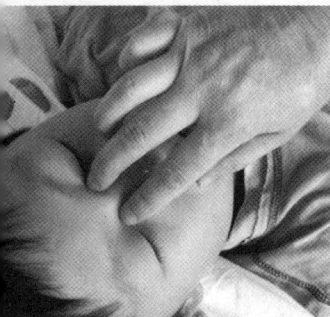

图79

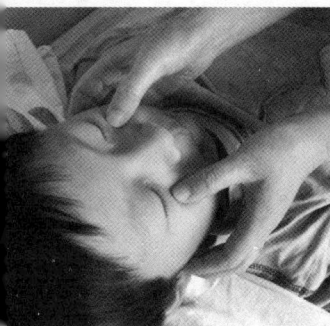

图80

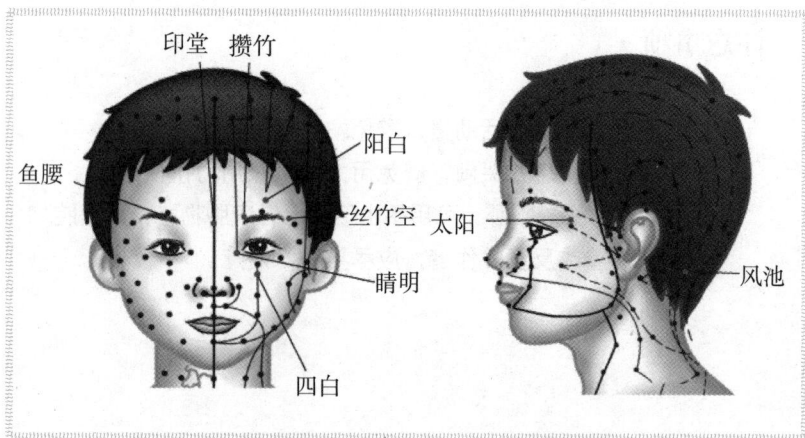

印堂　攒竹

鱼腰

阳白

丝竹空

睛明

四白

太阳

风池

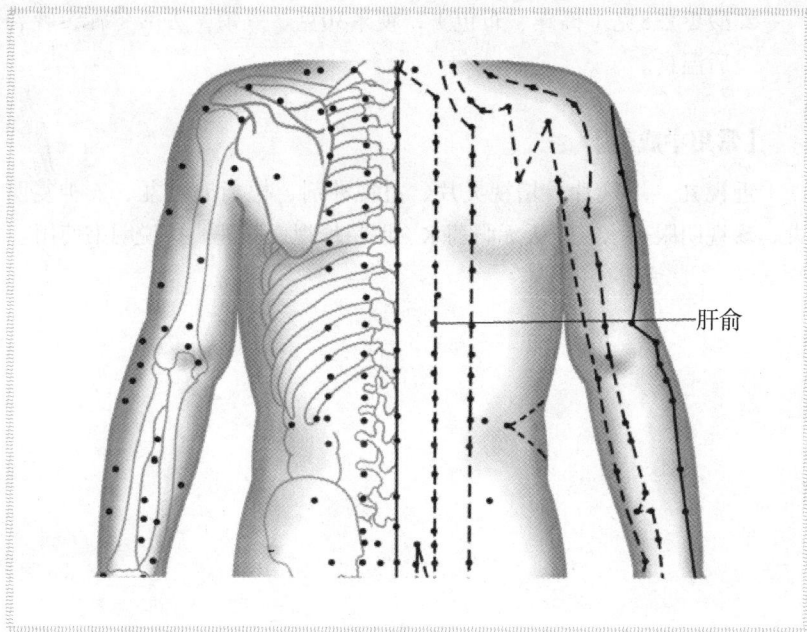

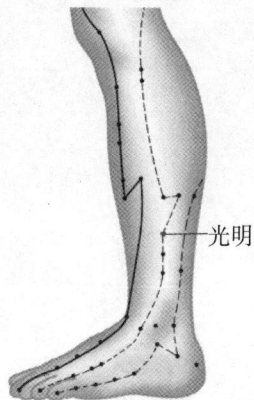

肝俞

光明

【艾灸】

用艾条灸或隔姜灸头面部阳白、太阳、风池，背部肝俞，下肢光明等穴，每穴1~2分钟。

【皮肤针叩刺】

先将颈椎两侧、眼眶周围部位常规消毒，然后用皮肤针按次序叩刺颈椎两侧夹脊、风池穴、眼眶上下缘及相关穴位如睛明、攒竹（图81）、鱼腰、阳白、四白、太阳，下肢光明穴等，每部位约叩打半分钟。每日或隔日1次。

图81

【单方验方】

生地12克，党参、枸杞子、石决明各10克，石菖蒲、茯苓、车前子、菟丝子、远志、茺蔚子、知母、黄柏、五味子各9克（年龄小者剂量酌减）。水煎每日分2次服。

【饮食疗法】

1.人参6克，远志10克。研末，每次取2克，开水冲泡代茶温服。

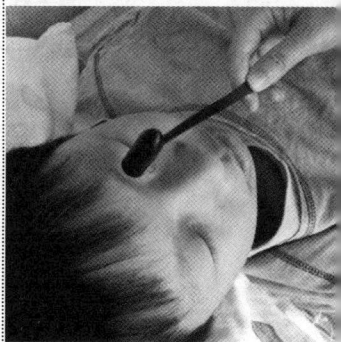

2.酸枣仁8克（捣碎、布包），粳米30克。煮粥，去酸枣仁，晚餐
后温食。

【常用中成药】

近视丸、增视片、增视灵片、益视冲剂、杞菊地黄丸、安神复明
丸、珍视明眼药水、夏天无眼药水、明目增视口服液。按说明书使用。

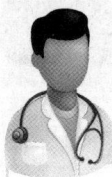

注意事项

1.注意消除导致近视的因素，纠正不良的用眼习惯。学习环
境光线要适度，不可太强或暗；平卧体位下和走路、坐车
过程中不宜看书读报。
2.多做户外活动，锻炼身体，坚持做好眼保健操。
3.定期检查视力，一旦视力下降，要尽早治疗。

斜视

斜视，是指双眼注视目标时，两眼球位置出现不对称的一种眼病。双眼球向外侧偏斜者，称共同性外斜视，或斜白眼；反之，则称共同性内斜视，或斗鸡眼；突然性一侧斜视，伴复视、头晕、眼球转动受限、代偿性倾头位者，称麻痹性斜视。

肝肾不足证，视觉能远怯近、视物模糊；脾气虚弱证，食少乏力；肝风上扰证，则出现突然偏视、视一为二、伴步履不稳、发热、惊风等症。

简易疗法

【穴位按摩】

1. 用中指指腹分别按揉阳白（眉毛中点上1寸）、四白穴（瞳孔直下1寸、眶下孔中）各1分钟左右；内斜加太阳穴、瞳子髎（外眼角旁0.5寸）、丝竹空（眉尾），外斜加印堂（两眉间中点）、攒竹（眉头）、睛明穴（内眼角上1寸许）。

2. 拇指或示、中两指端相对用力按揉左右风池穴（后枕部两侧入后发际1寸的凹陷中）约1分钟；按揉背部筋缩穴（第9胸椎下）、肝俞（筋缩穴旁开1.5寸）2分钟左右。

3. 用拇指和示、中两指端相对用力拿捏合谷（手背第一、第二掌骨

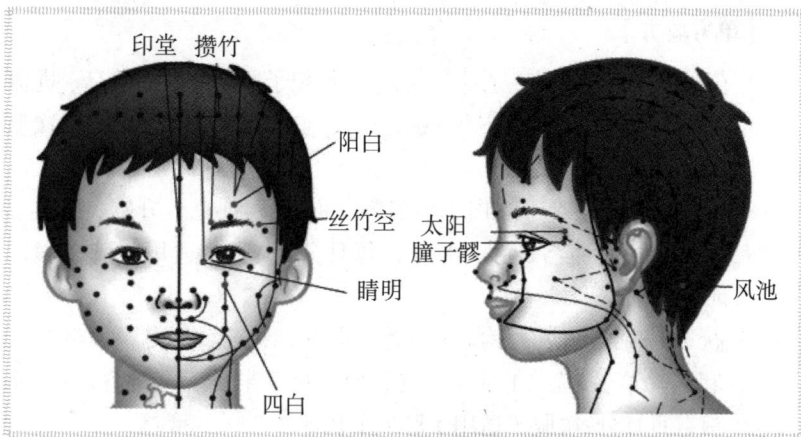

印堂　攒竹
阳白
丝竹空
太阳
瞳子髎
睛明
风池
四白

光明

筋缩

肝俞

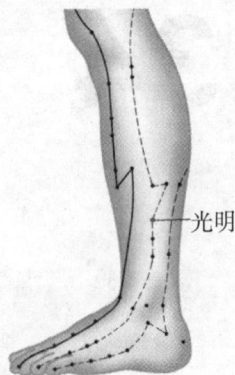

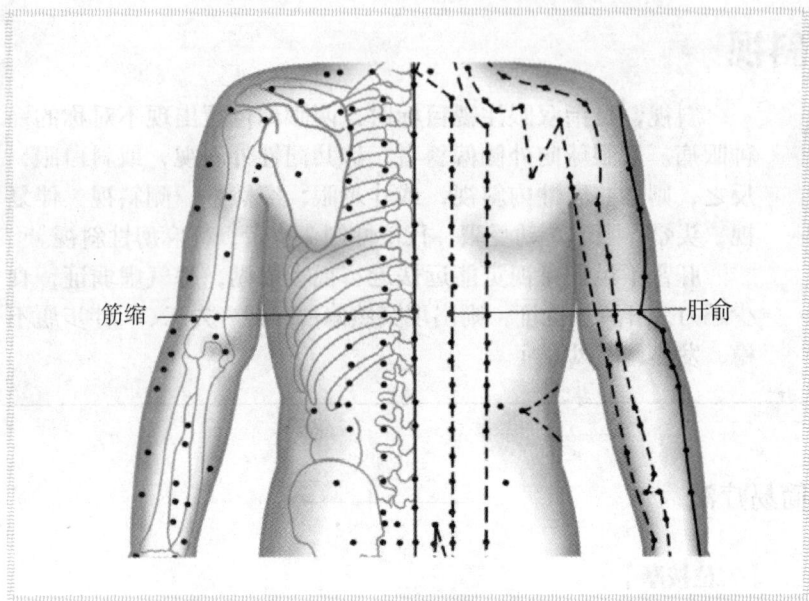

之间、靠近第二掌骨中点）、下肢光明穴（外踝高点上5寸）各
1～2分钟。

【皮肤针叩刺】

用无菌皮肤针叩刺眼眶周围穴位（内斜重点叩刺太阳、瞳子髎、丝
竹空，外斜重点叩刺印堂、攒竹、睛明穴）以及项后风池穴、下肢光明
穴等，每个穴位叩打1分钟。每日或隔日1次。

【单方验方】

1. 茯苓、山药各10克，生地、熟地、枸杞子、菊花、何首乌、龙眼
   肉各6克。泽泻、丹皮各5克，山萸肉3克。水煎，每日分2次服
   （适用于肝肾不足证）。

2. 黄芪12克，党参、炒白术、当归、枸杞子各6克，升麻、陈皮、
   僵蚕、炙甘草各3克。水煎，每日分2次服（适用于脾气虚弱
   证）。

3. 茯苓10克，防风、钩藤各6克，僵蚕、秦艽、天冬、麦冬、天
   麻、甘草各5克，白附子3克，胆南星、半夏、全蝎各2克。水
   煎，每日分2次服（适用于肝风上扰证）。

【饮食疗法】

1. 熟地15克，枸杞10克，粳米50克。熟地水煎取汁，加入枸杞、粳米煮粥，早晚温服。
2. 枸杞10克，菊花、龙眼肉各6克。开水冲泡代茶温服。

【常用中成药】

杞菊地黄丸、补中益气丸、小儿回春丹、牛黄镇惊丸、清热镇惊散。按说明书服用。

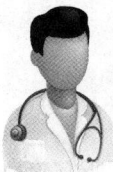

注意事项

1. 小儿斜视开始常表现为间歇性发作，看远、看近或视疲劳时出现，如有发现，要及早检查治疗，以防止斜视加重，或形成固定性斜视。
2. 孩子有斜视时，一定要教导孩子坚持治疗，以最大限度地恢复视觉功能。

35 中耳炎

中耳炎是因上呼吸道感染时，炎症波及咽鼓管，引起中耳的急性化脓性炎症，多见于婴幼儿。急性化脓性中耳炎，主要表现为发热、耳痛、耳内流脓、听力下降等症。风热证见耳道流脓色黄；热毒证见耳痛剧烈、流脓黄稠夹有血样分泌物、伴高热。若急性期治疗不当，可转为慢性炎症。脾气虚证见耳道长期流脓色清；肾虚火旺证见耳道流脓经久不干、微有臭气，伴听力差等症。

简易疗法

【穴位按摩】

用中指指腹按摩耳前3穴：耳门（耳屏上缺口前方5分）、听宫（耳屏前方5分）、听会（耳屏与对耳屏之间的缺口前方5分）以及后枕部两侧风池穴（入后发际1寸）、耳垂后凹陷中的翳风穴，上肢外关（腕背横纹中点上2寸）、中渚（手背第四、第五指掌关节结合部上方5分），下肢足临泣（足背第四、第五跖骨结合部前方凹陷中），每穴2~3分钟。

【艾灸】

用艾条灸耳前3穴，以及翳风（耳垂后凹陷中，图82）、外关、中

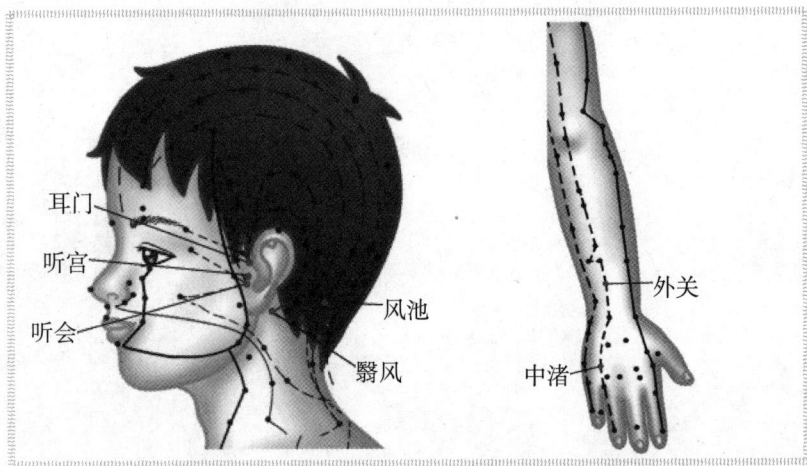

耳门　听宫　听会　风池　翳风　外关　中渚

渚、足临泣，每穴2～3分钟，以局部皮肤潮红为度。每日1次。

【皮肤针叩刺】

用无菌皮肤针叩刺耳前3穴，以及风池、翳风、外关、中渚、足临泣等穴，每穴2～3分钟。

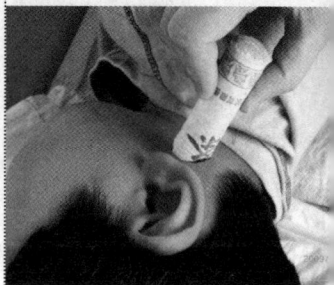
图82

【单方验方】

1. 金银花15克，蒲公英18克，连翘12克，菊花9克，龙胆草6克，薄荷5克，桂枝3克。水煎，每日分2次服（适用于风热证）。
2. 连翘8克，银花、蒲公英、紫花地丁、黄芩、黄柏、鱼腥草、柴胡、甘草各6克。水煎，每日分2次服（适用于热毒证）。
3. 薏仁、黄芪、白术各8克，泽泻6克，柴胡、龙胆草各5克。水煎，每日分2次服（适用于脾气虚弱证）。
4. 龙胆草、柴胡、黄柏、知母、元参、丹皮各6克，熟地8克。水煎，每日分2次服（适用于肾虚火旺证）。

【饮食疗法】

1. 桑叶、菊花各8克，茶叶6克。水煎代茶饮（适用于风热证）。
2. 柴胡6克，金银花8克，鳖甲10克，薏米18克，红糖适量。前3味水煎取汁，加入薏米、红糖煮粥服食（适用于热毒证）。
3. 薏米50克，大米100克。煮粥服食（适用于脾气虚弱证）。
4. 熟地、知母6克，首乌8克，龟板10克，粳米60克。前4味水煎取汁，加入粳米、红糖煮粥服食（适用于肾虚火旺证）。

【常用中成药】

黄连上清片、牛黄上清丸、热毒平颗粒、当归龙荟丸、补中益气丸、参苓白术丸、知柏地黄丸、龙胆泻肝丸（颗粒）。按说明书服用。

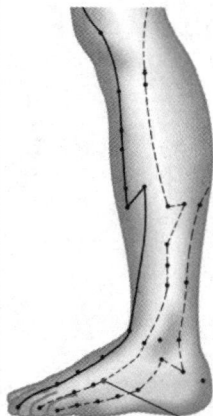
足临泣

119

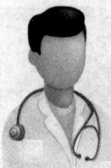

注意事项

1. 不挖取耳底部耳垢，以避免损坏鼓膜。
2. 保持外耳道干燥，游泳、洗澡后拭干外耳道水液。
3. 患病期间多食新鲜蔬菜，忌食辛、辣刺激食品。

过敏性鼻炎

过敏性鼻炎，是因吸入了致敏原而引起的速发性变态反应。其临床表现为：鼻痒（经常揉鼻）、喷嚏、流清涕、鼻塞。肺气虚证见嗅觉减退、易感冒、遇冷则发；肺脾两虚证，除有肺气虚症状外，兼见纳呆、腹胀；肺肾两虚证，还可兼见腰膝酸软、形寒肢冷等症。

简易疗法

【穴位按摩】

1. 开天门：施术者用双手拇指指腹自眉心交替（印堂穴）推至前发际正中约50次（图83）；推坎宫：用双手拇指桡侧面自眉心向两旁分推至眉梢约50次；揉太阳（眉梢后凹陷中）：用双手拇指或中指端运揉约50次；用拇指桡侧按揉鼻通（鼻根两侧凹陷中）、迎香（鼻翼外缘中点旁开5分）各约100次。
2. 补脾经：施术者用拇指指腹自患儿拇指尖桡侧直推至指根近大鱼际边缘约5分钟（图75）。
3. 用示指、中指端分别按揉风池（后枕部两侧入发际1寸凹陷中）、风门（第2胸椎下旁开1.5寸）、身柱（第3胸椎下凹陷

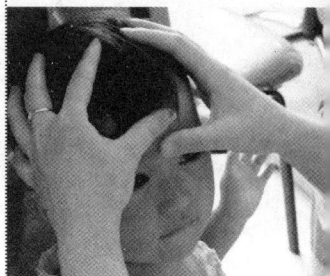

图83

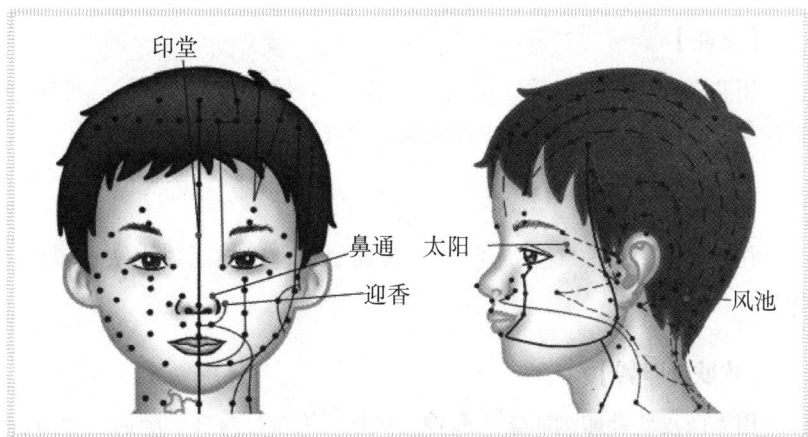

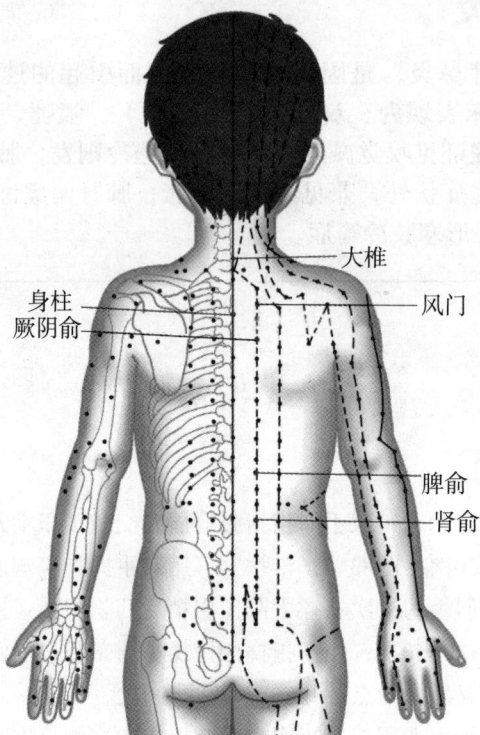

大椎

身柱
厥阴俞

风门

脾俞

肾俞

中）、肺俞（身柱穴旁开1.5寸，图84）、脾俞（第11胸椎下旁开1.5寸）、肾俞（第2腰椎下旁开1.5寸）各约100次。

【艾灸】

用艾条灸印堂、迎香、风池、大椎（第7颈椎下，图65）、身柱、肺俞等穴；脾虚加脾俞，肾虚加肾俞，每穴灸5分钟。每日1次。

【拔罐】

在大椎、风门、身柱、肺俞、脾俞、肾俞等穴用闪火法拔罐5~10分钟。每日1次。

【皮肤针叩刺】

用无菌皮肤针叩刺印堂、迎香、风池、大椎、身柱、肺俞、脾俞、

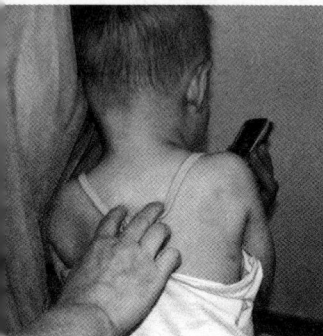

图84

肾俞等穴，每穴1～2分钟。

【敷贴疗法】

藿香、白芥子、细辛各20克，甘遂、白芷各15克，元胡10克。研为细末，再加麝香、冰片少许，用姜汁调成糊状，贴敷风门、肺俞、脾俞、肾俞，24小时取下（如局部反应较重，提前取下），10日1次。

【单方验方】

1. 黄芪、桂枝、防风、白术、白芍、乌梅各9克，蝉蜕、细辛、甘草、生姜各5克，大枣5枚（去核）。水煎，每日分2次服（适用于肺气虚证）。

2. 黄芪20克，苍耳子、党参、辛夷各9克。研为细末，每次用温开水送服3克。每日3次（适用于肺脾两虚证）。

3. 党参、黄芪、山药、苍术、枸杞子、补骨脂、菟丝子各9克，辛夷7克，五味子5克，细辛2克，大枣5枚（去核）。水煎，每日分3次服（适用于肺肾两虚证）。

【饮食疗法】

1. 黄芪12克，白术、防风各8克，猪肺1只。炖熟饮汤。2日1剂（适用于肺气虚证）。

2. 党参、茯苓各10克，红枣（去核）10枚，鹌鹑1只（宰杀、去肠）。前3味研末，置入鹌鹑腹中，小火炖煮1小时服食。2日1剂（适用于肺脾两虚证）。

3. 鲜枸杞根15克，甘草3克。水煎代茶饮（适用于肺肾两虚证）。

【常用中成药】

通窍鼻炎颗粒、胎盘胶囊、辛芩冲剂、玉屏风颗粒。按说明书服用。

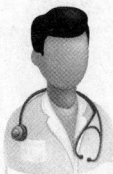

注意事项

1. 开窗通风，保持室内空气新鲜，注意保暖，预防感冒。
2. 可做鼻腔分泌物涂片检查、变应性激发试验寻找过敏原因。
3. 加强营养，饮食宜清淡，勿食辛热、油腻、生冷之品。

37

流涎

　　流涎，即"流口水"，是指唾液不自觉从口内流溢出来的一种病症。脾胃虚寒者见流涎不止，涎液清稀，面色苍白，四肢不温；脾胃气虚者见流涎清稀，面色萎黄，食欲不振，体倦乏力；脾胃积热者见小儿流涎，涎热而黏，口角糜烂，口臭而渴，烦躁不安，大便秘结。心脾郁热者见流涎黏稠而热，心烦不安，口臭，大便干结。

简易疗法

【穴位按摩】

1. 按揉地仓（口角旁开4～5分）、承浆（下嘴唇与下巴颏连线之中点）、合谷（手虎口）、足三里（外膝眼下3寸），每穴约1分钟。
2. 补脾经：施术者用拇指指腹自患儿拇指尖桡侧直推至指根近大鱼际边缘约5分钟（图75）。
3. 揉小天心：施术者用拇指端按揉掌面大、小鱼际交界之凹陷中约100次（图71）。
4. 推三关：用示、中两指指腹自前臂腕横纹桡侧端直推至肘横纹桡侧端约300次。

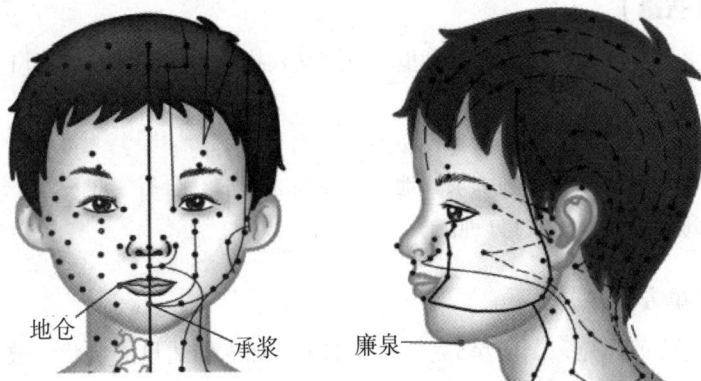

地仓　　　承浆　　　廉泉

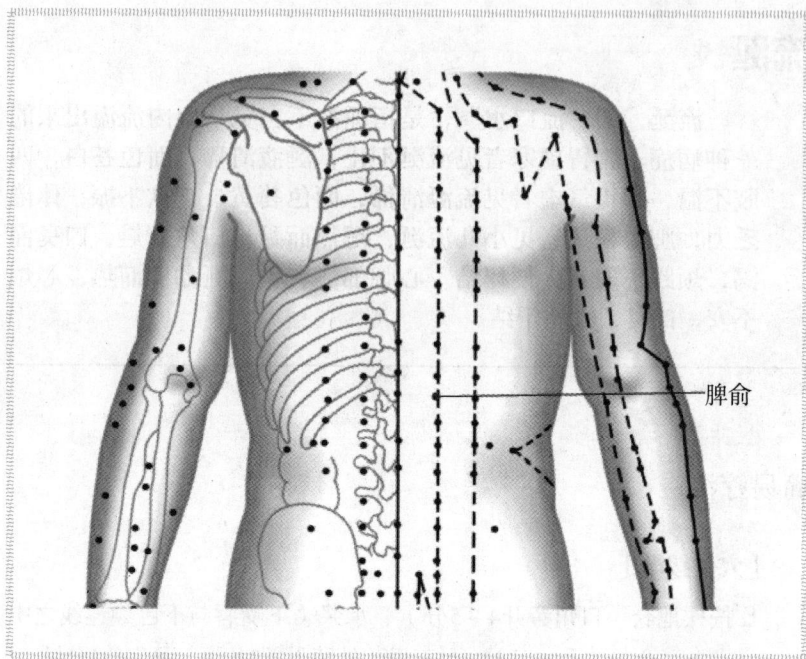

脾俞

【艾灸】

艾条灸承浆、地仓、廉泉（喉结与下巴颏连线中点）、脾俞（背部第11胸椎下旁开1.5寸）、合谷、足三里、三阴交（足内踝高点上3寸）、商丘（足内踝前1寸凹陷中）等穴，每穴1分钟左右。

【拔罐】

用小号罐具在脾俞、足三里、三阴交穴拔罐5分钟左右。每日1次。

【皮肤针叩刺】

用无菌皮肤针叩刺承浆、地仓、廉泉、脾俞、合谷、足三里、三阴交、商丘等穴，每穴1分钟。

【单方验方】

生蒲黄10克，制南星5克。共研细末，加米醋适量成饼状，敷于双足涌泉穴，外用纱布和胶布固定12小时。隔日1次。

【饮食疗法】

1. 生姜2片，神曲半块，食糖适量。水煎煮代茶。
2. 赤小豆100克，活鲤鱼1条（约500克，宰杀去内脏）。先将赤小豆煮烂取汤汁，煮鲤鱼汤，加入黄酒少许，用文火煮1小时，取汤汁，每日分3次喂服。

【常用中成药】

温脾散、泻脾散、六君子丸。按说明书服用。

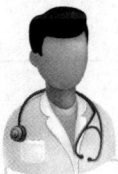

注意事项

1. 培养小儿良好的卫生习惯，注意清洁口腔。
2. 合理进行饮食调养，少食辛辣、生冷、油腻之品，避免损伤脾胃。

38 口疮

口疮是指小儿口唇、口腔内黏膜、舌头、牙龈等处感染，其色淡黄或灰白，大小不等，单个或多个存在为特征的一种疾病。若满口糜烂，色红作痛者，则称"口糜"。任何年龄小儿均可发病，但以婴幼儿多见。

脾胃积热型见口腔舌唇黏膜溃疡，色鲜红，伴发热烦躁，口臭流涎，大便干结等；心火内盛型见口舌生疮，舌上为多，色红灼痛，伴心烦不安，面赤口渴等；虚火上炎型见口腔溃疡，色淡红，稍有疼痛，伴口流清涎，臭秽不甚，神疲颧红，口干不渴等。

简易疗法

【穴位按摩】

1. 清心经：用拇指自中指掌面末节横纹推至指尖约100次。
2. 清小肠：用拇指桡侧端自小指指根尺侧直推至指尖约100次（图85）。
3. 揉小天心：施术者用拇指端按揉掌面大、小鱼际交界之凹陷中约100次（图71）。

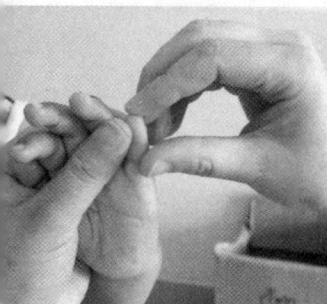

图85

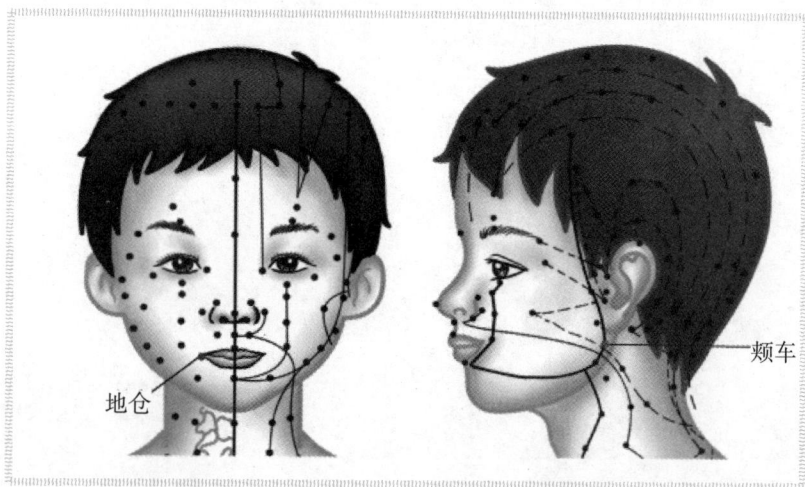

地仓

颊车

心俞

大陵

少府

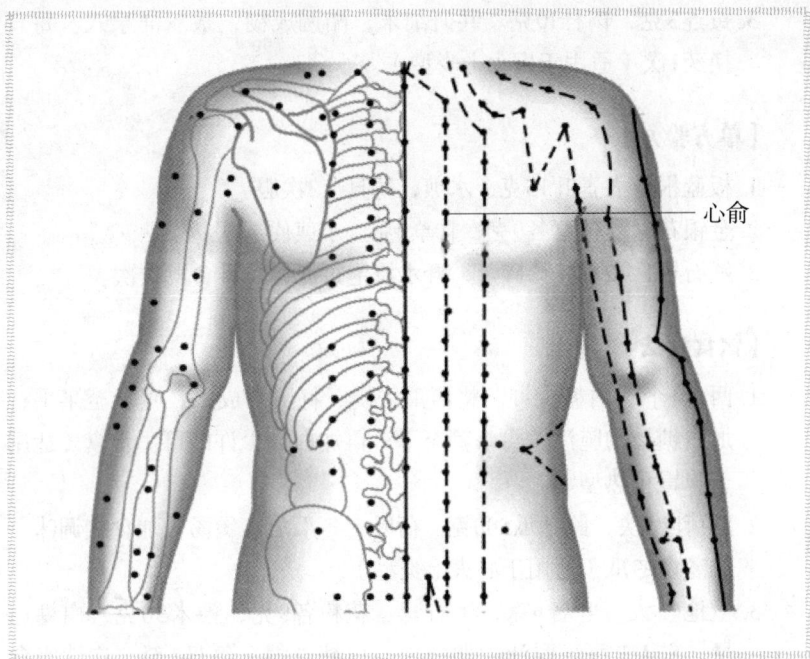

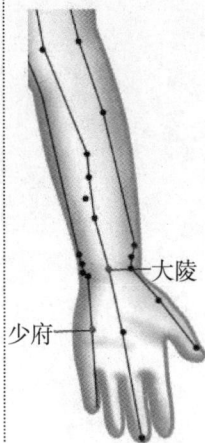

4.用拇指揉足三里（膝下3寸）、足心涌泉穴各1~2分钟。

【艾灸】

用艾条温和灸地仓（口角旁开4分许）、颊车（图69）、足三里穴，每穴5分钟左右。每日1次。

【皮肤针叩刺】

用无菌皮肤针叩刺地仓、颊车、少府（掌心第四、第五掌骨之间感情线上）、大陵（掌面腕横纹中点）、足三里等穴，每穴1分钟左右。

【敷贴疗法】

1. 黄连6克，吴茱萸8克。共研细末，用陈醋调成糊状，敷双侧涌泉穴，胶布固定。每日换药1次，至溃疡全部愈合为止（适用于脾胃积热型）。

2. 天南星、密陀僧各等份，共研细末，醋调敷背部心俞穴（第五胸椎下旁开1.5寸），外用纱布覆盖，胶布固定，1~2小时后除去。每日1次（适用于心火上炎型）。

3. 黄连3克，肉桂10克。共研细末，醋调成糊，敷双涌泉穴。每日换药1次（适用于虚火上炎型）。

【单方验方】

1. 板蓝根或大青叶15克，水煎，每日分3次服。
2. 金银花、夏枯草各9克，甘草2克，水煎代茶饮。
3. 鲜石榴1～2个（捣碎），开水浸泡过滤，每日含漱数次。

【饮食疗法】

1. 西瓜1个，白糖少许。将西瓜去皮、籽，切成条，曝晒至半干；加白糖拌匀腌渍，再曝晒至干；再加白糖少许即可。常食（适用于脾胃积热型）。
2. 鲜荷叶1块，鲜冬瓜500克。荷叶、冬瓜加水煲汤，加食盐调味，饮汤食冬瓜（适用于心火上炎型）。
3. 生地、大青叶各6克，生石膏、花粉各9克，粳米30克，白糖适量。前4味煎汤取汁，加粳米、白糖煮粥。每日1剂，连续服食3～4剂（适用于虚火上炎型）。

【常用中成药】

凉膈散、导赤散、小儿化毒散、牛黄上清丸、牛黄解毒丸。按说明书服用。

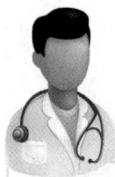

注意事项

1. 注意口腔卫生，婴儿喂奶后，给予温开水清洁口腔。
2. 注意食物的营养搭配，多食蔬菜、水果，少食辛辣之品。
3. 口疮局部治疗时，要特别注意外擦药品避免食入。

鹅口疮

　　鹅口疮是以口腔、舌上散在或满布白屑，状如鹅口为特征的病症。因其色白如雪片，故又名"雪口"。本病多见于早产儿、新生儿及久病久泻、体质虚弱的婴幼儿。

　　心脾积热口腔、舌面满布白屑、面赤唇红、大便干；虚火上浮证口舌白屑稀散、周围红晕不显，或口舌糜烂、面白颧红。

简易疗法

【穴位按摩】

1. 心脾积热证：

① 清胃经：施术者用拇指指腹自患儿掌根大鱼际边缘推至拇指指甲边缘约100次（图86）。

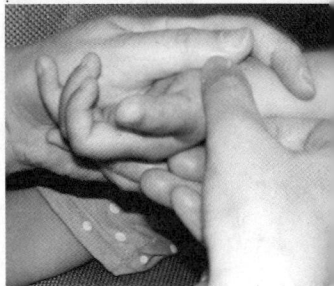

图 86

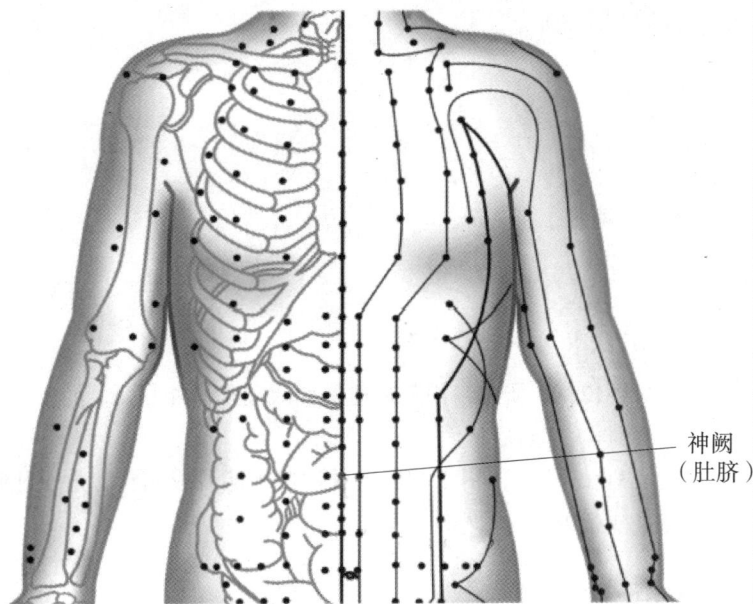

神阙
（肚脐）

131

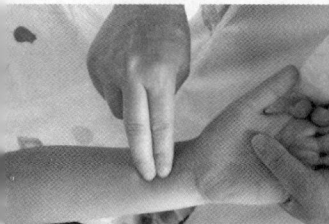

图 87

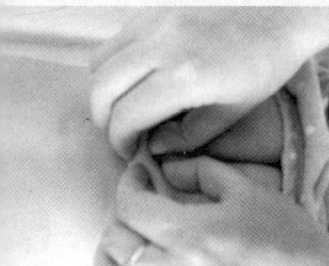

图 88

② 清心经：用拇指自患儿中指掌面末节横纹推至指尖约100次。

③ 清小肠：用拇指指腹自患儿小指指根尺侧直推至指尖约100次。

④ 清天河水：施术者用示、中两指指腹由掌面腕横纹中点直推至肘横纹中点约300次（图87）。

⑤ 退六腑：用示、中两指指腹自前臂肘横纹尺侧端直推至腕横纹尺侧端约300次。

⑥ 揉肾纹：施术者用中指端揉小指掌面指掌关节横纹约300次。

2. 虚火上浮证：

① 补脾经：施术者用拇指指腹自患儿拇指尖桡侧直推至指根近大鱼际边缘约5分钟（图75）。

② 补肾经：施术者用拇指指腹自患儿掌面小指指掌关节略偏尺侧的指根处推至指端约300次（图72）。

③ 揉二马：施术者用拇指或中指揉手背第四、第五掌骨小头后凹陷中约50次。

④ 用拇指腹揉足心涌泉穴约30次。

⑤ 捏脊：用双手拇指桡侧缘顶住脊柱下端皮肤，示、中两指前按，三指同时用力提拿皮肤，双手交替捻动向前直至大椎穴3～5遍（图88）。

【艾灸】

同"口疮"。

【皮肤针叩刺】

同"口疮"。

【敷贴疗法】

1. 吴茱萸12克，研末，用陈醋适量调成糊状，外敷两足涌泉穴。每日换药1次，至症状消失。

2. 细辛3克，研末，用水和少量甘油或米醋调成糊状，敷于肚脐，上盖纱布固定，12小时去掉。

【单方验方】

1. 板蓝根7克，黄柏4克，生山栀3克，薄荷（后下）2克。水煎，每日分3次服（用于心脾积热证）。

2. 熟地、淮山药、茯苓各10克，山萸肉、泽泻、丹皮各6克，肉桂3克。水煎，每日分3次服（用于虚火上浮证）。

【饮食疗法】

1. 苦瓜汁60毫升，煮沸，加冰糖适量，搅匀，代茶饮（用于心脾积热证）。

2. 生地、旱莲草各10克，粳米30克。前两味水煎取汁，粳米煮粥，煮熟后加入药汁，煮沸服食（用于虚火上浮证）。

【常用中成药】

冰硼散、青黛散、西瓜霜、锡类散、珠黄散、双黄连口服液。按说明书服用。

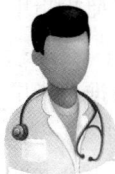

注意事项

1. 注意保持口腔清洁，防止损伤口腔黏膜。体弱、久病、久泻的婴儿更应加强口腔护理，避免长期使用抗生素导致体内菌群失调。

2. 患病小儿要多喂水，可用消毒棉签蘸冷开水轻轻拭洗口腔，或用外治方药洗搽口腔患处。

40 急性扁桃体炎

急性扁桃体炎系小儿常见病症，是咽部扁桃体的急性炎症，以咽喉疼痛、扁桃体红肿或有黄白色脓点为主要表现，肺经风热证见咽喉干燥、灼热肿痛，伴畏寒、发热、头痛、鼻塞、咳嗽；肺胃热盛证见咽痛连耳根及颌下、吞咽困难、扁桃体表面有黄白色脓点，伴高热、口渴、口臭、大便干、小便黄。

简易疗法

【穴位按摩】

1. 清肺经：施术者用拇指指腹自患儿无名指掌面指掌关节处推至指端约300次（图89）。
2. 清胃经：施术者用拇指指腹自患儿掌根大鱼际边缘推至拇指指甲边缘约300次（图86）。
3. 清大肠：施术者用拇指指腹自患儿虎口处沿示指桡侧缘推至指甲边缘约100次。
4. 清天河水：施术者用示、中两指指腹由掌面腕横纹中点直推至肘横纹中点约300次（图87）。

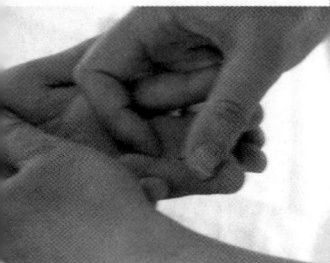

图89

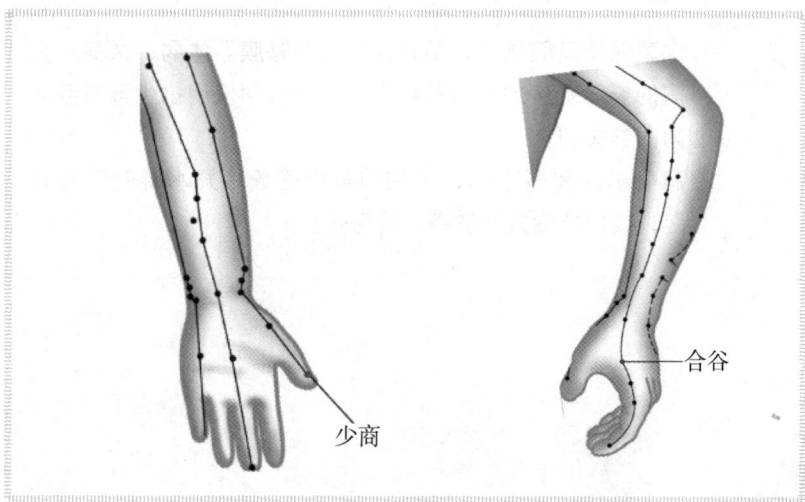

少商

合谷

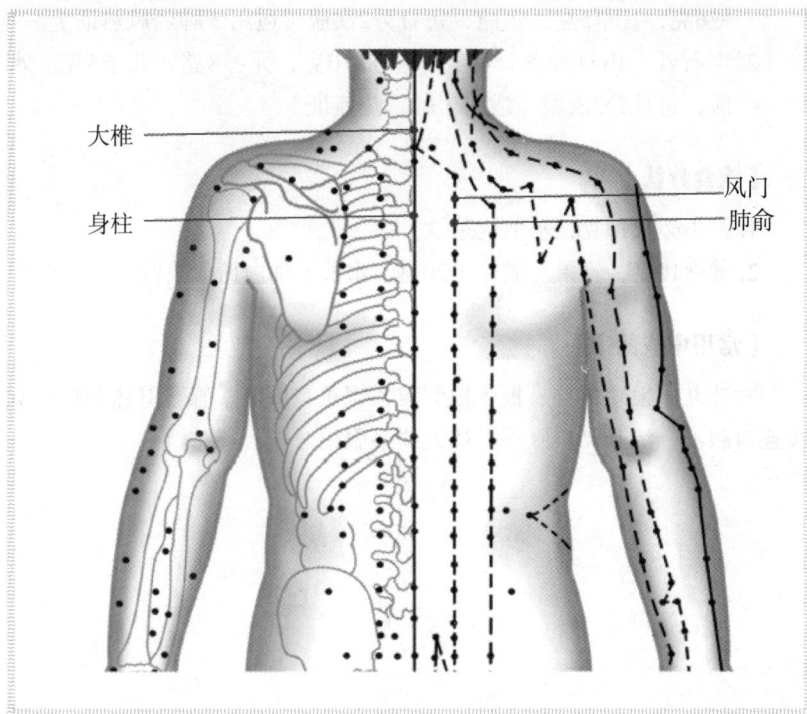

大椎

身柱

风门

肺俞

5. 退六腑：用示、中两指指腹自前臂肘横纹尺侧端直推至腕横纹尺
   侧端约300次。

6. 用指端按揉大椎穴（第7颈椎下）50次；用拇指指甲掐少商穴（拇
   指桡侧指甲角旁约1分许）5～10次。

【拔罐】

在大椎、身柱（第3胸椎下）、肺俞（身柱穴旁开1.5寸）等穴拔罐
5分钟左右。每日1次。

【皮肤针叩刺】

先将大椎、身柱、肺俞、风门、合谷（手虎口）、少商等穴常规消
毒，然后用皮肤针按次序轻轻叩刺，使皮肤局部略有潮红为度（少商可
出血）。隔日1次。

【单方验方】

1. 金银花、桔梗、蒲公英、大青叶、射干各10克，牛蒡子9克，芦

根6克，甘草5克。水煎，每日分2次服（适用于肺经风热证）。

2. 生石膏、山豆根各15克，板蓝根10克，元参8克，儿茶5克。水煎，每日分2次服（适用于肺胃热盛证）。

【饮食疗法】

1. 鲜牛蒡根15克，水煎代茶饮。

2. 酸梅10克，青果（橄榄）20克，水煎，加白糖代茶饮。

【常用中成药】

六神丸、银翘颗粒、板蓝根颗粒、银黄口服液、感冒退热颗粒、双黄连口服液、清开灵口服液。按说明书服用。

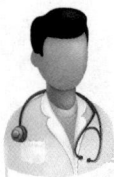

注意事项

1. 锻炼身体，提高机体抵抗力，预防感冒。

2. 注意口腔、咽部卫生，多喝开水，常用盐水漱口。

3. 饮食清淡易于消化，避免辛辣刺激、肥腻、烧烤等食物。

汗证

　　小儿汗证，是指小儿在安静状态下，全身或局部出汗过多为主的病症，多见于婴幼儿和学龄前儿童。

　　分自汗和盗汗两种类型：自汗是指小儿在清醒的状态下，不自主出汗，其原因多与体质虚弱有关；盗汗是指小儿在睡着时出汗，醒后汗止的一种状况，其原因多为阴虚内热。

简易疗法

【穴位按摩】

1. 患儿仰卧，施术者以拇指按揉合谷（手虎口）、足三里（外膝眼下3寸）、太溪（足内踝高点与跟腱连线中点）、复溜（太溪上2寸）各100次。

2. 改俯卧位，术者以拇指依次按揉背部身柱（第3胸椎下）、肺俞（身柱穴旁开1.5寸）、厥阴俞（第4胸椎下旁开1.5寸）、心俞

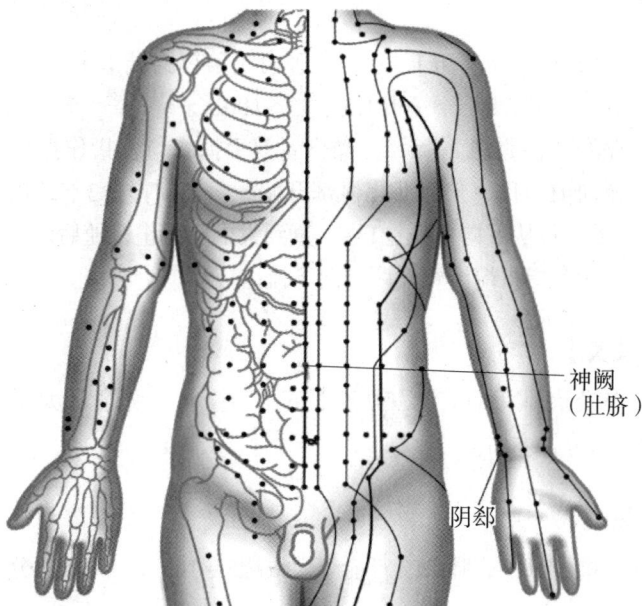

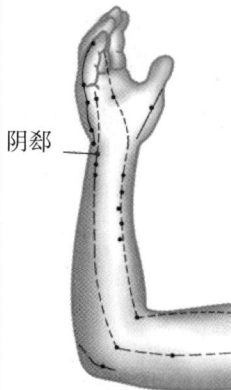

神阙
（肚脐）

阴郄

阴郄

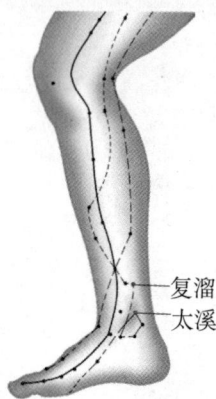

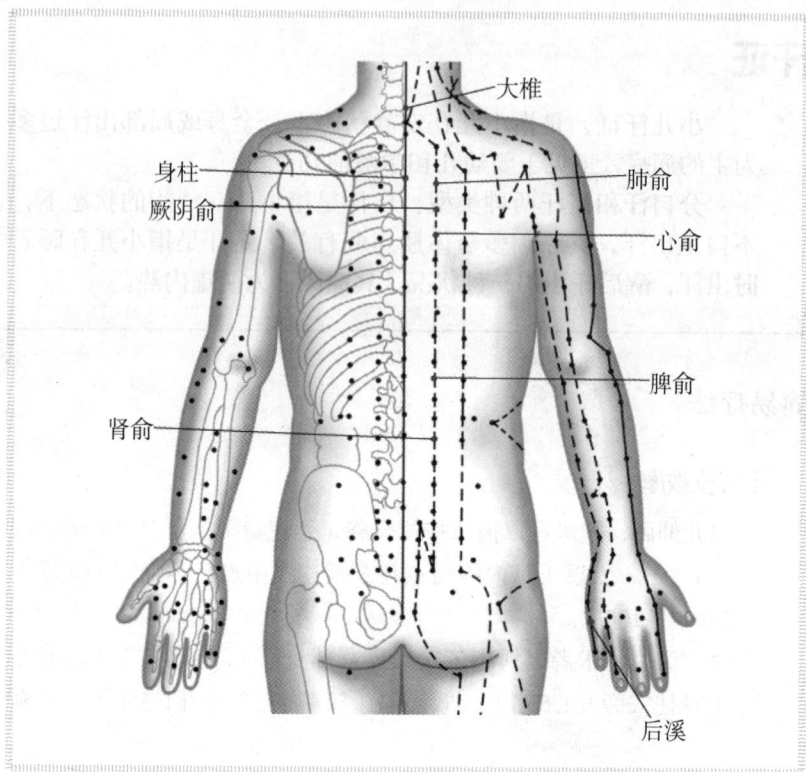

（第5胸椎下旁开1.5寸）、脾俞（第11胸椎下旁开1.5寸）、肾
俞穴（第2腰椎下旁开1.5寸）各100次。

3. 捏脊：裸露患儿背部，操作者双手拇指与食指作捏物状手型交
替向前捏捻，自患儿尾骶部开始，每向前捏捻3下，用力向上提
1下，每从下向上捏捻1遍，直到大椎穴为止；随后以示指、中指
和无名指指端沿脊柱两侧向下梳抹1遍。

【艾灸】

艾条灸大椎（肩背部第7颈椎下）、身柱、肺俞、太溪、复溜等
穴，每穴1分钟左右。

【拔罐】

在大椎、身柱、肺俞、肾俞等穴拔罐5～10分钟。每穴1分钟左右。

【皮肤针叩刺】

用无菌皮肤针叩刺身柱、肺俞、心俞、肾俞、合谷、阴郄（掌面腕横纹小指侧凹陷上5分）、后溪（握拳，第5指掌关节后纹头端）、太溪、复溜等穴，每穴1分钟。

【敷贴疗法】

五倍子、公丁香、肉桂、细辛、吴茱萸各等份。诸药研为细末，用食醋调湿，每晚临睡前分别贴在肚脐和左右涌泉穴，外用胶布固定。每日1次，连续使用1周。

【单方验方】

1. 五味子、桑椹子各9克，水煎代茶饮（适用于自汗、盗汗）。
2. 黄芪、生地、何首乌、牡蛎粉各15克。水煎，每日分2次服（适用于自汗）。
3. 地骨皮6克，浮小麦10克，绿豆衣9克，大枣5枚。水煎，每日分2次服（适用于盗汗）。

【饮食疗法】

1. 黑豆25克，黄芪10克，羊肚1个（洗净、切块）。共炖至烂熟，加调味品后服食（适用于自汗）。
2. 黄芪8克，黑豆衣、麦冬各6克，浮小麦5克。水煎取汁，调入适量冰糖，代茶饮用（适用于盗汗）。

【常用中成药】

自汗：参芪糖浆、黄芪精（膏）、玉屏风颗粒（口服液）等；盗汗：虚汗停颗粒、龙牡壮骨冲剂、生脉饮口服液、六味地黄丸、知柏地黄丸等。均按说明书服用。

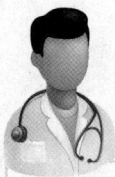

注意事项

1. 汗出过多应补充水分，进食易于消化、营养丰富的食物。
2. 出汗多时，不要用冷毛巾拭汗，勤洗澡换衣，保持皮肤干燥，避免外感。

解颅

解颅是指以囟门不合、头颅增大、眼珠下垂为特征的疾病，现代医学称为"脑积水"。除了上述主症之外，还有面色㿠白、神情呆滞、消瘦、智力不聪等。多见于6个月以上的小儿，属危重证候，且预后不良。

肾气亏损证见囟门逾期不合、青筋暴露、目眶紧小、头大颈细；肾虚肝亢证见前囟宽大、青筋暴露、神烦不安、时或抽搐；脾虚水泛证见颅缝解开、精神倦怠、食欲差、大便稀溏；热毒壅滞证见颅缝合而复开、按之浮软、紫筋暴露、发热、面赤唇红等症。

简易疗法

【穴位按摩】

1. 推三关：施术者用示、中两指指腹自腕横纹桡侧端直推至肘横纹

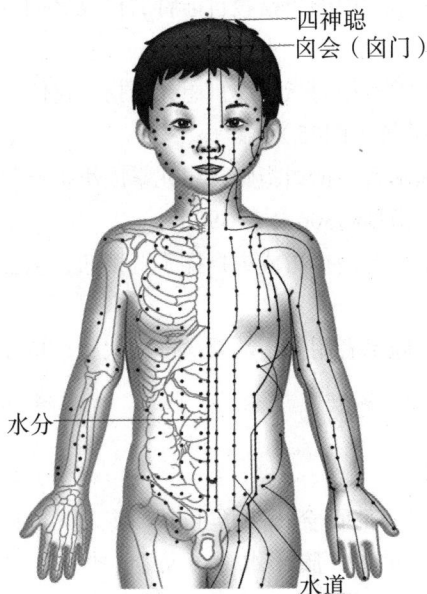

四神聪
囟会（囟门）
水分
水道

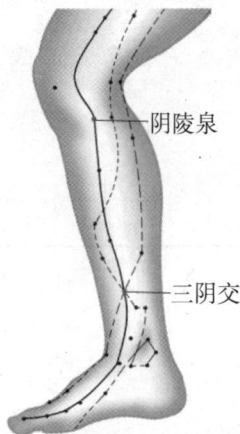

百会

厥阴俞

心俞

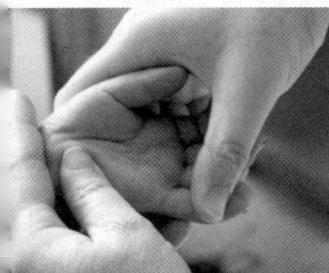

阴陵泉

三阴交

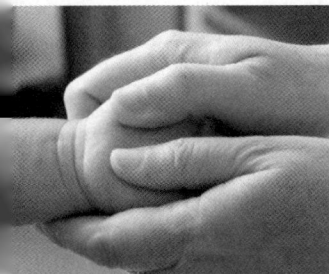

图90

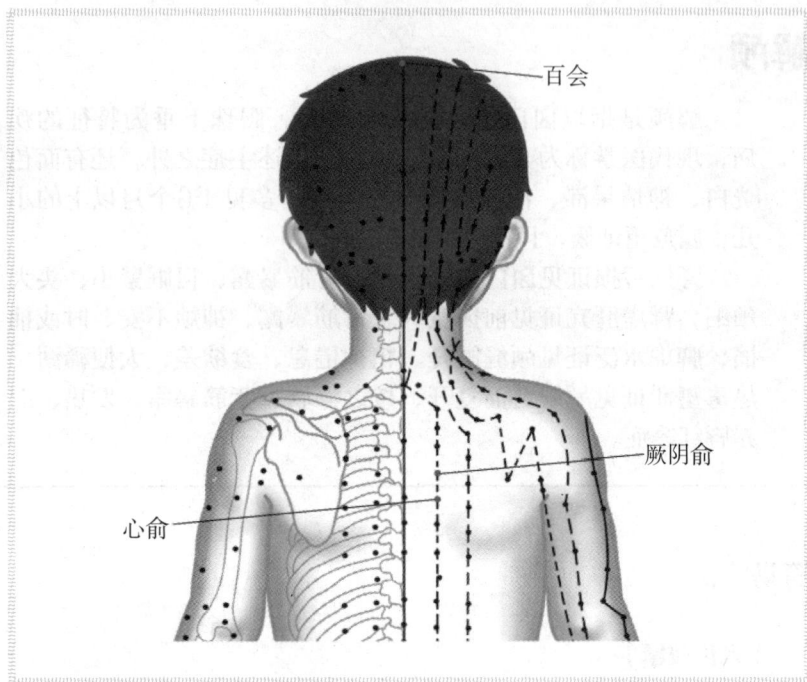

图91

桡侧端约300次。

2. 退六腑：用示、中两指指腹自前臂肘横纹尺侧端直推至腕横纹尺
侧端约300次。

3. 补脾经：施术者用拇指指腹自患儿拇指尖桡侧直推至指根近大鱼
际边缘约5分钟（图75）。

4. 补肾经：施术者用拇指指腹自患儿掌面小指指掌关节略偏尺侧的
指根处推至指端约300次（图90）。

5. 揉二马：施术者用拇指或中指揉手背第四、第五掌骨小头后凹陷
约100次。

6. 揉小天心：施术者用拇指端按揉掌面大、小鱼际交界之凹陷中约
300次（图91）。

【皮肤针叩刺】

可以试用叩刺头部百会（头顶正中入前发际5寸）、四神聪（百
会穴前后左右各1寸），腹部水分（脐上1寸）、水道（脐下3寸旁
开2寸），背部心俞（第5胸椎旁开1.5寸）、厥阴俞（第4胸椎旁开

1.5寸），下肢足三里（外膝眼下3寸）、阴陵泉（膝关节内下方高骨下凹陷中）、三阴交（足内踝高点上3寸）等穴，每穴1分钟左右。有一定效果。

【敷贴疗法】

1. 干姜（炮）15克，细辛、桂心各10克。共研细末，用姜汁调匀，外敷囟门。每日换药1次。
2. 吴茱萸、附子各等份，共研细末，用醋调成糊状，敷于两足心涌泉穴。每日换药1次。

【单方验方】

1. 冬虫夏草、熟地黄、鹿角胶、泽泻、茺蔚子、白花蛇各等量，共研细末，早、晚用温开水各冲服3克（适用于肾气亏损证）。
2. 枸杞子、菊花、山萸肉、山药各10克，地黄9克，丹皮、泽泻、云苓各7克，牛膝5克。水煎，每日分3～4次服（适用于肾虚肝亢证）。
3. 茯苓9克，泽泻8克，白通草6克，白术5克。水煎，每日分2次服（适用于脾虚水泛证）。
4. 淡竹叶、麦冬、青天葵、金银花各6克，牡丹皮、赤芍、钩藤各4克，水牛角、羚羊角各3克。水煎，每日分2次服（适用于热毒壅滞证）。

【饮食疗法】

1. 核桃仁、薏苡仁各30克，粳米50克，核桃仁研末，加水浸汁后取汁，加入粳米、薏苡仁，小火煮粥，分次空腹温食。
2. 山药粉20克，肉苁蓉9克。肉苁蓉水煎取汁，加山药粉煮成羹，早晚食之。
3. 枸杞子、首乌各8克，牡蛎、龙骨各10克。水煎取汁代茶饮。

【常用中成药】

珍珠末、五苓散、凉膈散、大补阴丸、六味地黄丸、知柏地黄丸、金匮肾气丸、牛黄千金散、牛黄小儿散。按说明书服用。

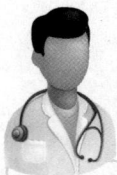

注意事项

1. 注意休息，多吃易消化、富有营养的清淡食物，以增强身体抗病能力。
2. 居住环境安静，空气新鲜，适当室外活动和体育锻炼。

小儿多动症

　　小儿多动症，又称"注意力缺乏综合征"、"轻微脑功能障碍综合征"，是儿童时期一种常见的行为异常性疾患。一般起病在7岁以前，且病期在7个月以上。其临床特点为：小儿智能正常或接近正常，但表现出与年龄不相称的注意力不集中，不分场合地过度活动，情绪易冲动等，具有明显束缚不住的倾向。本病预后良好，绝大多数患儿到青春期逐渐好转而痊愈。

　　肝肾阴虚者急躁易怒，冲动任性，难于自控，或记忆力差、学习成绩欠佳、遗尿、腰酸乏力、五心烦热、盗汗、大便秘结；心脾两虚者神疲乏力，形体消瘦或虚胖，多动而不暴躁，言语冒失，做事有头无尾，睡眠不熟，或自汗盗汗、偏食纳少、面色无华、记忆力差；痰火内扰者烦躁不宁，懊恼不眠，冲动任性，难于制约，兴趣多变，胸中烦热，口苦痰多，便秘尿赤。

简易疗法

【穴位按摩】

1. 患儿坐位或仰卧，施术者用拇指掐按其人中穴、按揉头顶百会（入前发际5寸）及四神聪（百会穴前后左右各1寸）、风池（后枕部两侧入发际1寸的凹陷中）等穴各1分钟左右。
2. 用拇指按揉合谷（手虎口）、内关（掌面腕横纹中点上2寸）、

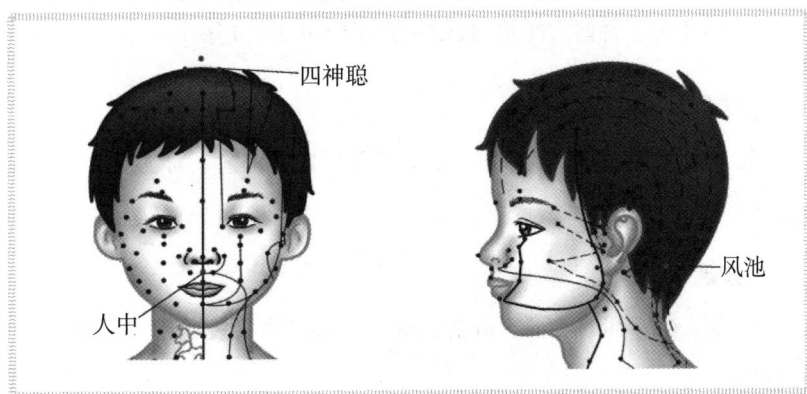

四神聪　　人中　　风池

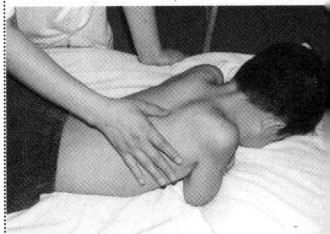

图92

145

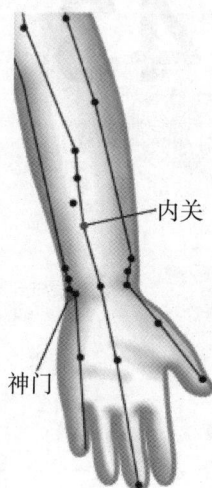

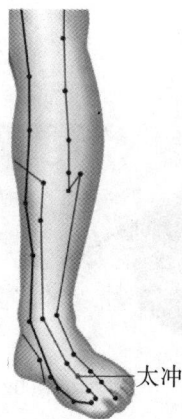

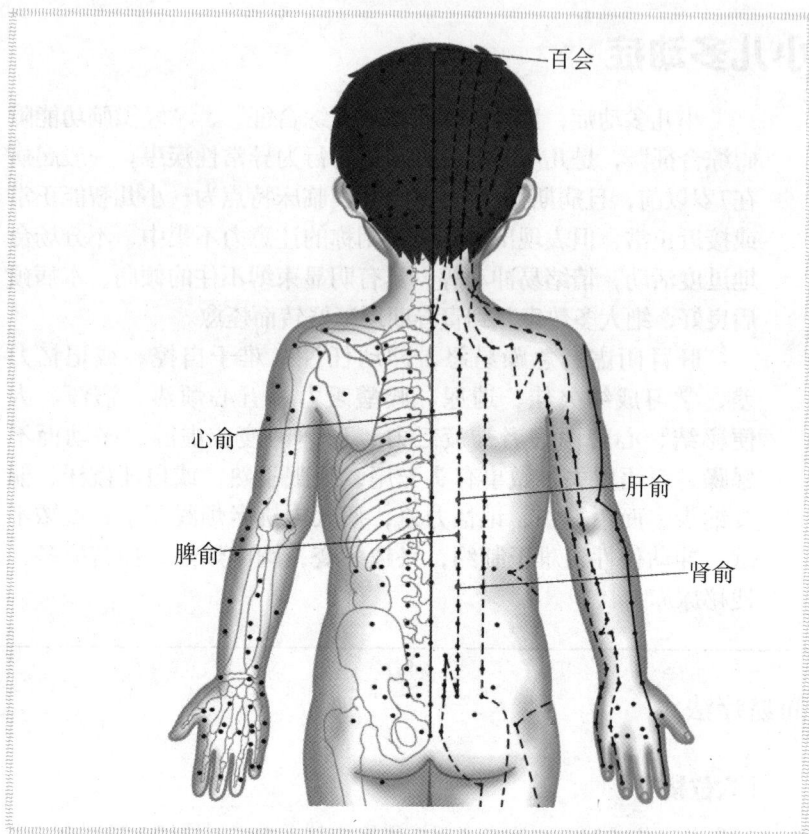

神门（掌面腕横纹下肢侧凹陷中）、太冲（足背第一、第二跖骨结合部前下凹陷中）各1、2分钟。

3.改俯卧位，医者用拇指按揉心俞（第5胸椎下旁开1.5寸，见图92）、肝俞（第9胸椎下旁开1.5寸）、脾俞（第11胸椎下旁开1.5寸）、肾俞穴（第2腰椎下旁开1.5寸）各1分钟左右。

【艾灸】

艾条灸百会及四神聪、风池、心俞、肝俞、脾俞、肾俞等穴，每穴1分钟左右。

【拔罐】

可尝试在背部的心俞、肝俞、脾俞、肾俞等穴拔罐或"走罐"5～10分钟。

【皮肤针叩刺】

用无菌皮肤针叩刺百会及四神聪、风池、心俞、肝俞、脾俞、肾俞、合谷、内关、神门、太冲等穴，每穴1分钟左右。

【单方验方】

1. 浮小麦、生龙骨各10克，茯苓、当归身各9克，柏子仁7克，黄连3克，甘草5克。水煎，每日分3次服。
2. 生牡蛎（先煎）12克，珍珠母（先煎）、夜交藤各10克，女贞子、枸杞子各9克，白芍7克。水煎，每日分3次服。

【饮食治疗】

1. 莲子、百合各30克，瘦肉75克。煮汤，调味服食。每日1次。
2. 太子参15克，红枣15枚，鸡蛋2枚。加水同煮，吃蛋喝汤。每日1次。
3. 熟地、莲子各10克，竹叶9克，猪肝50克。同煮30分钟，加食盐少许调味，食肝喝汤。

【常用中成药】

益脑宁、人参归脾丸、柏子养心丸、杞菊地黄丸、静灵口服液等。按说明书服用。

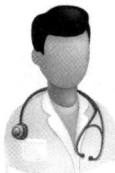

注意事项

1. 注意饮食营养，合理安排作息时间，养成良好的生活习惯。
2. 家长和老师对多动症的孩子要多关心、理解和体谅，切忌简单、粗暴或过分迁就。对其微小的进步，应及时予以表扬、鼓励。
3. 加强心理疏导，注意行为纠正，身心并治。